Alt werden ist abgesagt

Wie Sie Ihr biologisches Alter zurücksetzen

Inklusive Prostata-Gesundheit für Männer

Joachim Schäfer

ISBN: 978-3-9825509-0-9

Haftungsausschluss

Dieses Buch ist ausschließlich für private informative Zwecke gedacht. Alle in diesem Buch beschriebenen Substanzen und Handlungsempfehlungen sind dafür gedacht, die medizinische Beratung und Behandlung zu ergänzen. Alle Aussagen in diesem Buch sind Erfahrungswerte des Autors am eigenen Körper und können nicht auf andere Personen übertragen werden. Bevor Sie eine Empfehlung aus diesem Buch ausprobieren, sollten Sie immer zuvor mit einem qualifizierten Arzt Rücksprache halten.

Zur besseren Lesbarkeit habe ich auf eine geschlechterneutrale Ausdrucksweise verzichtet. Trotzdem meine ich immer beide Geschlechter.

Joachim Schäfer

Alt werden ist abgesagt

Danksagung

Dieses Buch widme ich meiner Ehefrau Barbara. Sie hat die ganzen Jahre meine Ernährungskapriolen mitgemacht, inklusive achtmal Fasten.

Wie es anfing

6 Uhr früh, der Wecker klingelt, ich stehe auf und das Knie schmerzt. Nein, das Sprunggelenk. Nein, beides. Ich gehe ins Bad zum Pinkeln, es dauert ewig. Es ist mehr ein Tröpfeln als ein Pinkeln. Blase leeren ist eine Geduldsprobe. Gehen, sitzen, stehen – irgendwo schmerzt es dauernd. Jede Bewegung ist eine Qual. Die linke Schulter meckert auch schon wieder. Ich habe schlecht geschlafen. Was ist bloß los mit mir? Fühlt sich so Altwerden an? Dabei bin ich erst 57. Es muss doch irgendeinen Grund dafür geben.
Und es gab einen Grund dafür. Heute bin ich 61 Jahre alt und fühle mich besser als mit 50. Vielleicht sogar besser als mit 45. Und ich bin mir sicher, dass dieses Buch auch Ihnen helfen wird, sich mindestens zehn Jahre jünger zu fühlen.

Damals, so ab meinem 50. Lebensjahr ging es mir von Jahr zu Jahr immer schlechter – ich hatte immer weniger Energie und immer mehr Schmerzen am ganzen Körper. Ich musste jeden Nachmittag einen Mittagsschlaf machen, weil ich keine Energie mehr hatte. Obwohl ich regelmäßig Sport machte, hatte ich ständig so eine Kurzatmigkeit beim Treppensteigen. Verschiedene Diäten probierte ich aus, habe von vegetarisch über basisch vegane Ernährung bis hin zum Fasten vieles durchexerziert. Eine Woche nichts

essen und nur Wasser trinken, und das mehrere Male. Das war hart.
Zwischenzeitlich ging ich auch mal zu meinem Hausarzt. Nach einer einstündigen Wartezeit im Wartezimmer bekam ich dann eine zehnminütige Beratung mit Blutentnahme. Der Bluttest hat nichts ergeben und so verwies mich der Doktor zum Kardiologen. Dieser hat dann verschiedene EKGs und eine Herzultraschall-Untersuchung gemacht, aber auch da gab es keine Beanstandungen.
Gegen die Gelenkschmerzen beim Gehen habe ich verschiedene Schuhe ausprobiert, mit unterschiedlichen Dämpfungseigenschaften. Ich habe es mit Wärme und Kälte probiert mit unterschiedlichen Nahrungsergänzungsmitteln wie Vitamin B12 und Eisen. Auch Ibuprofen-Creme half immer nur vorübergehend. Gegen die Knieschmerzen trug ich häufig ein Stützband. Ich führte Protokolle um eine Übersicht zu bekommen, was funktioniert und was nicht: eine ausgeklügelte Bewertungsmatrix mit Punktesystem als Excel-Tabelle.

Dann kam der Wendepunkt. Eine erste deutliche Verbesserung fühlte ich nach einer Low-Carb Diät im Urlaub. Trotz 8 Bergwanderungen in 14 Tagen Urlaub kein dickes Knie. Und keine Schmerzen. Von da an packte mich der Ehrgeiz. Ich wollte nicht nur ein bisschen Gesundheit zurückhaben, ich wollte meine ganze Gesundheit wiederhaben. Ganz meiner nerdigen Natur entsprechend las ich in dem kommenden halben Jahr 33 Gesundheitsbücher. Dazu noch jede Menge Medizin- und Ernährungsstudien. Ich wollte es wissen!

In den darauffolgenden 12 Monaten reduzierte sich mein Körpergewicht um 14 Kilo. Mein Bauchumfang ging von 106 cm auf 94 cm zurück und mein Körperfettanteil von 26 % auf 11 %, mein Sixpack beginnt sich allmählich abzubilden. Jetzt fühle ich mich topfit und bin es auch. Heute während meines 60 minütigen Krafttrainings habe ich fünf Sätze Kreuzheben absolviert mit 50 kg bei zwölf Wiederholungen je Satz, damit habe ich 3000 Kilo Gewicht bewegt in 20 Minuten. Hallo!? Ich bin 61.
All das gehörte für mich bis vor zwei Jahren noch in den Bereich des Unvorstellbaren. Damals dachte ich, ich bin einfach alt geworden. Das ist nun mal das Los des Älterwerdens. Finde dich damit ab. Nein!

Aber trotz dieser Verwandlung bin ich nicht glücklich, und wissen Sie warum? Weil sie noch nicht an diesem Punkt sind.
In diesem Buch geht es nicht um mich. Ich möchte, dass Sie die gleichen Fortschritte machen wie ich. Deshalb schreibe ich dieses Buch.

Jeden Tag ein Zipperlein weniger. Das ist ab heute Ihr neuer Schlachtruf!

Es gibt so viele Menschen da draußen, die glauben, dass sie unter der Last ihrer Lebensjahre leiden, die gerne abnehmen möchten, die sich gerne jünger fühlen würden. Dabei könnten sie ihr biologisches Alter so leicht um mindestens eine Dekade zurücksetzen, und die damit verbundene höhere Lebensqualität tagtäglich auskosten.

Einleitung

Psychosomatische Wechselwirkungen sind seit Langem bekannt. So gibt es in der Medizin zum Beispiel den Placeboeffekt. Allein der Gedanke daran, dass eine Tablette wirkt, führt schon zu der angenommenen Wirkung. Oder nehmen wir ein krasseres Beispiel: Feuerlauf. Die Teilnehmer reden sich 24 Stunden lang ein, dass sie stärker sind als das Feuer und gehen dann barfuß über 600 Grad heiße glühende Kohlen. Damit sie auch wirklich wissen, welche Energie in der Glut steckt, haben Sie zuvor eigenhändig einen 3 m hohen und 5 m breiten Holzstapel aus massiven Baumstämmen errichtet und anschließend das ganze Gebilde abgefackelt. Eine wirklich berauschende Erfahrung. Als ich vor einiger Zeit an einem Feuerlauf teilgenommen habe, lernte ich einen in der Gruppe kennen, der das alles als Humbug abgetan hat. Genau derjenige hatte sich auch als einziger die Füsse dabei verbrannt.

Genauso funktioniert es aber auch anders herum. Wenn wir an unserem Körper Veränderungen vornehmen, dann passt sich auch unser geistiges Selbstbild entsprechend an. Achten Sie mal bewusst auf eine aufrechte Körperhaltung, sowohl beim Stehen als auch beim Gehen und Sitzen. Bald darauf werden Sie sich selbstbewusster und durchsetzungsfähiger fühlen. Und genauso werden Sie auch von Ihrem Umfeld wahrgenommen.

Da sowohl der Körper auf den Geist einwirkt als auch der Geist auf den Körper, können wir uns das beim Anti-Aging auf vielfältige Weise zunutze machen.

Älterwerden ist nahezu immer verbunden mit den typischen Zivilisationskrankheiten, wie Bluthochdruck, Diabetes, Übergewicht, Herzkrankheiten oder Krebs, um nur einige zu nennen. Die Ursachen dafür nennen Ärzte multikausal. Dazu zählen beispielsweise Bewegungsmangel, falsche Ernährung, zu wenig trinken, Übersäuerung und andere. Daraus folgt, dass wir für die Heilung viele Aspekte gleichzeitig in Angriff nehmen müssen.

Ziel dieses Buches ist es, ein vom Autor praktiziertes umfassendes Gesamtkonzept aufzuzeigen, mit dem sich der biologische Alterungsprozess um mindestens eine Dekade zurücksetzen lässt. Das Konzept ist sowohl für Männer als auch für Frauen geeignet, bis auf das Kapitel mit der Prostatagesundheit und dem Testosteron.

Was Sie hier in den Händen halten ist das Destillat aus 30 Medizin- und Ernährungsbüchern und noch mehr Studien. Es ist der Weg vom Altern mit allen Begleiterscheinungen zurück zu einem vitalen gesunden Körper. Es ist das Buch, das ich immer gesucht und nie gefunden habe, deshalb schreibe ich es jetzt selbst. Und ich schreibe es für Sie. Ich möchte, dass da draussen so viele Menschen wie möglich genau so einen gesundheitlichen Aufschwung erfahren wie ich es erlebt habe.

Wenn wir uns nun einmal anschauen, an welchen Merkmalen wir ältere Menschen augenscheinlich oder auch medizinisch als solche definieren, dann gibt es da eine ganze Reihe typischer Parameter:

Typische Biomarker und Anzeichen für Alterung sind:

1 Langsamerer Gang
2 Herunterhängende Mundwinkel
3 Rückgang der Muskelmasse
4 Verminderung der Knochendichte
5 Schlechte Körperhaltung
6 Steifere Gelenke
7 Geringeres Lungenvolumen, weniger Ausdauer
8 Zunahme des Körperfettanteils und Übergewicht
9 Trockene Haut
10 Schwächeres Immunsystem
11 Nachlassende Sehkraft, Altersweitsichtigkeit
12 Nächtliche Schlaflosigkeit
13 Prostataprobleme bei Männern
14 Antriebslosigkeit
15 Allgemein weniger Lebensfreude

Nachdem wir die wichtigsten Altersmerkmale definiert haben, machen wir jetzt jedes einzelne Symptom ganz gezielt rückgängig und werden dabei gefühlt immer jünger. Wenn Sie das in diesem Buch vorgestellte Gesamtkonzept 12 Monate lang befolgen, können Sie jeden der oben genannten Biomarker um mindestens zehn Jahre zurücksetzen. Egal, ob Sie danach beim Arzt verschiedene Biomarker testen lassen oder sich mit Ihrem Umfeld vergleichen, Sie werden jünger erscheinen. Und Sie werden sich auch jünger fühlen.

1 Wie Sie sich schon nach einem Tag jünger fühlen

Je älter ein Mensch wird, desto langsamer werden seine Bewegungen. Ein 60-jähriger Mann geht gemächlicher vom Auto zum Einkaufswagen im Supermarkt als ein 20-Jähriger. Die 65-jährige Büroangestellte geht langsamer auf ihrem Weg vom Bus zum Büro als eine 30-Jährige. Im Laufe der Jahre sind unsere Bewegungen nahezu unmerklich immer langsamer geworden. Kinder dagegen haben es immer eilig. Beobachten Sie einmal Kinder oder Jugendliche in einem Freibad. Sie verhalten sich, als gebe es kein Morgen. Schnelle Bewegungen sind ein Zeichen von Jugendfrische. Und wenn auch wir wieder jünger sein wollen, dann müssen wir wieder schneller werden. Im Übrigen wird schnelles Gehen von der Wissenschaft auch häufig mit einer höheren Lebenserwartung in Verbindung gebracht. Das deckt sich mit der eigenen Wahrnehmung, dass man sich selbst dadurch fitter und jünger fühlt. Darüber hinaus gibt es auch eine Verbindung zwischen der Gehgeschwindigkeit und der geistigen Leistungsfähigkeit.

Wie schnell wir normalerweise gehen ist immer auch ein Stück weit eine Gewohnheit und unsere eigene Entscheidung. Nehmen Sie sich einfach mal ganz bewusst vor, schneller zu gehen. Gehen Sie doch mal in einem bewusst herbeigeführten Schnellschritt zum Supermarkt, so als würde er gleich schließen. Machen Sie ab jetzt alle Bewegungen schneller. Sie müssen es ja nicht gleich übertreiben, aber eine Steigerung ist auf jeden Fall bei jedem möglich. Falls Sie verschiedene Zipperlein mit sich herum schleppen und jetzt denken, das geht bei mir nicht, dann sollten Sie auf jeden Fall weiterlesen, denn darum kümmern wir uns in späteren Kapiteln. Auch wenn Sie sich morgens anziehen, legen Sie einen Zahn zu. Gehen Sie die Treppe schneller rauf und runter. Ebenso beim Zähneputzen und bei allem was Ihnen sonst noch einfällt.

Der positive und überraschende Nebeneffekt dabei: Sie fühlen sich dadurch auch glücklicher. Ja, das ist kein Witz. Alle suchen nach mehr Glück im Leben, dabei brauchen Sie einfach nur schneller zu gehen. Fangen Sie heute noch damit an.

Vor vielen Jahren habe ich schon damit begonnen, mich ganz bewusst schneller zu bewegen. Bei nicht allzu großen Distanzen gehe ich grundsätzlich in einem sehr schnellen Schritt, dabei überhole ich auf dem Gehweg die meisten anderen Personen, darunter auch Jugendliche. Diesen super schnellen Schritt lege ich mir natürlich nur zu, wenn ich alleine unterwegs bin. Ansonsten werde ich von meiner Frau zurück gepfiffen.

Das führt uns zum nächsten Verjüngungsprojekt.

2 Warum Sie sich selbst zum Affen machen sollten

Es gibt einen Zusammenhang zwischen hängenden Mundwinkeln und alten Menschen. Je älter desto hängender – das könnte ein neuer Biomarker für Alterung werden. Vielleicht liegt es an der Erdanziehung. Ich weiß es nicht. Egal.

Wie schon erwähnt, bewegen sich Kinder immer schnell und obendrein lachen sie auch noch häufig. Das können Sie auch. Schauen Sie auf eine Uhr mit Sekundenzeiger und lächeln Sie 60 Sekunden am Stück so stark wie möglich. Das ist genau wie im Fitnessstudio, Sie trainieren einen Muskel und dann wird er stärker. Alte Menschen haben ganz einfach eine schwache Lachmuskulatur im Gesicht. Ab heute ist Affengrinsen angesagt. Vielleicht nicht gleich in aller Öffentlichkeit, aber wenn Sie auf der Toilette sitzen oder mit dem Auto fahren, geht das hervorragend. Vor allem nach dem die meisten Autos heute stark getönte Scheiben haben und keiner reinsieht.

Machen Sie es sich zur Gewohnheit, täglich mindestens einmal 60 Sekunden ununterbrochen zu lächeln. Mit Lächeln meine ich Maximallächeln. Nicht nur ein bisschen das Gesicht verziehen, sondern so stark wie möglich lächeln. Das kann am Anfang richtig anstrengend sein, je nachdem wie lächelmüde Sie im Laufe der Jahre geworden sind. Aber was trainiert wird, das baut sich auf und Ihr Körper passt sich der neuen Herausforderung an. Und wenn sich Ihre Gesichtsmuskulatur langsam aufbaut, dann steigern Sie Ihr tägliches Lächeln nach und nach auf mehrere Minuten. Das macht richtig Spaß und Sie werden bemerken, dass Sie wegen der stärkeren Lachmuskeln auch im Alltag wieder viel häufiger lachen, selbst bei vermeintlich nur mäßig lustigen Ereignissen. Das kann sogar zu Lachkrämpfen führen, wie Sie sie seit Ihrer Kindheit nicht mehr erlebt haben.

Und durch die Wechselwirkung zwischen Körper und Geist werden Sie nebenbei von Tag zu Tag immer glücklicher. Es ist sogar bewiesen, dass das künstlich erzeugte Lächeln zu einem erhöhten Dopaminausstoß im Gehirn führt. Dopamin ist das Glückshormon schlechthin, und das produzieren Sie ab heute auf Knopfdruck beim Autofahren oder auf der Toilette. Oder einfach während Sie vor dem Computer sitzen. 10 Jahre jünger werden kann so lustig sein.

Weil das Lächeln oder Lachen so viele gesundheitliche Verbesserungen mit sich bringt, hat sich dafür sogar ein eigener Wissenschaftszweig gebildet, die Gelotologie – die Wissenschaft des Lachens. Wenn Sie ab jetzt jeden Tag lächeln, dann trainieren Sie damit den Musculus Zygomaticus Major, den Lachmuskel. Und eben jener Muskel sendet dem Gehirn Signale, dass es sofort Endorphine ausschütten soll, weil gerade irgendetwas Lustiges passiert.

Die Gelotologie hat unter anderem schon herausgefunden, dass Lachen schmerzstillend wirkt. Es verringert Stress, senkt den Blutdruck und stärkt das Immunsystem.

In Indien kam man sogar auf die Idee, eine neue Yogaart ins Leben zu rufen, den Lach-Yoga. Da treffen sich relativ normale Menschen und lachen gemeinsam. Die schauen sich dort einfach gegenseitig an und beginnen zu lachen. Und weil Lachen auch ansteckend wirkt, ist das eine besonders clevere Idee, um das künstliche Affengrinsen längere Zeit am Leben zu erhalten. Es soll sogar schon Lach-Yoga-Clubs in Deutschland geben. Falls es Ihnen einmal wieder langweilig ist, dann gehen Sie doch einfach mal eine Runde lachen.

Der Amerikaner Norman Cousins war an einer Spondyloarthritis erkrankt, einer chronischen Entzündung der Wirbelsäule mit geringer Überlebenschance. Nachdem ihm niemand helfen konnte, versuchte er, sich mit langen Lacheinheiten selbst zu heilen. Er begann damit, sich täglich stundenlang Comedyserien anzusehen. Außerdem ließ er sich noch regelmäßig Witzbücher vorlesen und rettete sich damit selbst das Leben. Seine Geschichte ging um die Welt und war ein Auslöser zur Gründung der Lachwissenschaft.

Jeden morgen einen Witz lesen, das ist so als würden Sie jeden Morgen eine Dopaminpille schlucken. Also suchen Sie jetzt gleich eine Internetseite mit Witzen und speichern Sie diese als Lesezeichen auf Ihrem Handy. Dann können Sie sich zum Frühstück immer eine Dopaminpille einwerfen, in Form eines Witzes. Haha.

Übrigens, ich wurde gestern geblitzt – beim rückwärts Einparken :-)

3 Endlich wieder Muckis

Es ist kein Geheimnis, dass mit dem Älterwerden der Körper immer weiter zerfällt. Ein Teil dieses Zerfalls ist auf den Rückgang der Muskelmasse zurückzuführen. Haben 30-jährige Männer noch einen Muskelanteil am Körpergewicht von durchschnittlich 48 %, so verringert sich dieser Muskelanteil sukzessive mit den Jahren auf durchschnittlich 43 % bei 60-jährigen Männern. Und das sieht man. Das effektivste Mittel, um diesem Rückgang Einhalt zu gebieten ist Krafttraining. Mit Krafttraining beginnen die Muskeln wieder zu wachsen, und zwar in jedem Alter, sogar bei den über 90-Jährigen. Im Klartext: Der muskuläre Zerfall wird nicht einfach nur aufgehalten sondern sogar rückgängig gemacht. Das ist nicht Anti-Aging sondern Revers Aging, mit weniger geben wir uns in diesem Buch auch nicht zufrieden. Wenn Sie jetzt denken, dafür habe ich keine Energie, weil ich immer so müde bin, dann lesen Sie unbedingt die nächsten Kapitel.

Mit dem muskelaufbauenden Krafttraining gehen viele weitere Vorteile einher. Selbstredend nimmt die Kraft bei alltäglichen Verrichtungen zu. Die Führungsmuskulatur der Gelenke wird gestärkt und somit Gelenke entlastet. Der Blutstrom zurück zum Herzen wird durch die von den Muskelfasern angetriebene Venenpumpe gestärkt, und somit kommt der ganze Stoffwechsel wieder mehr in Gang.

Die stärkere Muskulatur befähigt Sie zu schnelleren Bewegungen. Das Herz-Kreislauf-System wird leistungsfähiger. Das Gehirn wird mit mehr Sauerstoff versorgt und die kognitiven Fähigkeiten verbessern sich. Ihre Figur bekommt wieder bessere Proportionen und Ihre Körperhaltung wird aufrechter. Lassen Sie sich diese Vorteile nicht entgehen! Das ganze Leben besteht aus Gewohnheiten. Nach einigen Monaten Krafttraining möchten Sie es nicht mehr missen, egal wie groß der anfängliche innere Widerstand war.

Mit kaum einer anderen Sportart können Sie Ihren Körper so allumfassend trainieren wie dies in einem Fitnessstudio möglich ist. Dagegen ist praktisch jede andere Sportart mehr oder weniger einseitig. Dies führt dann zu einer unsymmetrischen Muskelentwicklung und in der Folge zu einer einseitigen Gelenkbelastung.

Genauso ist es beim Krafttraining möglich, unterschiedlich entwickelte Muskeln durch gezielte Übungen auszugleichen, so dass die Muskelsymmetrie wiederhergestellt wird. In der Folge werden dann auch die dazugehörigen fehlbelasteten Gelenke wieder schmerzfrei. Auch die Dicke der Gelenkknorpelschicht steht in direktem Zusammenhang mit der körperlichen Belastung. Wenn Sie regelmäßig mit Gewichten trainieren, dann verdickt sich Ihre Gelenkknorpelschicht. Damit wirken Sie einer Arthrose entgegen. Nicht umsonst erinnern große Physiotherapieeinrichtungen einen immer mehr an Fitnessstudios.

Bei Stürzen kann eine größere Muskelmasse Sie vor Verletzungen schützen. Wegen der höheren Kraft können Sie einen Sturz besser abfangen, und falls dies nicht gelingt, wirkt die größere Muskelmasse dämpfend beim Aufprall. Da mit dem Muskelwachstum die Knochendichte ebenfalls zunimmt, sinkt Ihr Risiko, einen Knochenbruch zu erleiden.

Sie können entweder zu Hause Kraftübungen machen oder in einem Fitnessstudio. Wenn Ihre sportlichen Erfahrungen nicht besonders groß sind, empfehle ich ein Fitnessstudio. Dort begleitet Sie ein Trainer erst mal am Anfang, bis Sie wissen, auf was es ankommt.

Längerfristig ist es zu überlegen, ob Sie sich ein Fahrradergometer, eine Gymnastikmatte und eine Langhantel mit Gewichten zum Kreuzheben für zu Hause anschaffen. Dafür brauchen Sie nur wenig Platz, und die Anschaffungskosten sind überschaubar. Somit entfällt auch die Ausrede, wenn Sie im Winter bei Kälte und Glatteis das Haus nicht verlassen wollen.

Was sind Menschen bereit auszugeben, wenn sie eine schlimme Krankheit haben und diese heilen wollen. Da ist kein Preis zu hoch und kein Weg zu weit. Zur Vorbeugung gegen Krankheiten oder um ganz allgemein die Gesundheit zu erhalten wird gespart, was das Zeug hält. Was sind die paar Euro für Biolebensmittel oder ein Fahrradergometer und eine Gymnasikmatte gegen eine selbstfinanzierte Heilkur in den Schweizer Bergen. Oder die Behandlung in einer Spezialklinik in den USA. Oder ein neuartiges Operationsverfahren, das die Krankenkasse nicht übernimmt, und Sie es deshalb aus Ihrer eigenen Tasche bezahlen. Das Ergometer und die Matte benutzen Sie die nächsten 20 Jahre, die Kur dagegen ist in 3 Wochen rum. Obendrein ist es immer besser, einer Krankheit vorzubeugen, als sie zu heilen. Denn auch wenn es Ihnen gelingt, eine Krankheit zu heilen, bleiben manchmal Narben zurück. Wer rastet, der rostet. Das heißt nichts anderes, als dass wir uns unser Leben lang bewegen müssen, am besten durch Sport. Somit lohnt sich der Kauf von einigen Sportgeräten praktisch immer.

Eine gute Möglichkeit, um die Lust an der Bewegung aufrechtzuerhalten, ist das regelmäßige Lesen einer entsprechenden Zeitschrift. Es gab mal eine Zeit, da habe ich regelmäßig zweimal die Woche Radsport betrieben. Damals las ich immer eine Radsport-Zeitschrift. Gegenwärtig habe ich ein Kraftsport-Magazin abonniert. Falls ich einmal keine Lust auf Sport habe, dann schmökere ich einfach in dem Magazin. Wie aus dem Nichts entsteht dann auf einmal der Drang, Sport zu machen.

Exkurs Deodorant: Was ist das beste Deodorant?

Wenn wir Sport treiben, dann schwitzen wir, und das ist gut so. Weniger gut sind die Gerüche, die dabei entstehen. Deshalb sollte jeder ein Deo benutzen. Zumindest in der Sommerzeit ist es Pflicht. Wenn Sie im Flugzeug sitzen und vor Ihnen sitzt jemand ohne Deo, und während des Fluges steht er noch zehn mal auf und holt sich oben etwas aus dem Gepäckfach heraus, dann wissen Sie, wovon ich rede.

Angenommen Sie stimmen mir zu, dann steht als nächstes die Frage im Raum, welches Deodorant es sein soll. Die Auswahl ist riesig. Und eben so riesig ist auch die Anzahl der chemischen Verbindungen, die darin enthalten sind. Je nachdem, ob sie einen Deostift, einen Deoroller oder ein Deospray verwenden, finden Sie darin unterschiedliche chemische Stoffe. Zum Einsatz kommen beispielsweise Palmöl, Erdöl meist in Form von Paraffin, Mikroplastik, synthetische Duftstoffe, die es in der Natur nicht gibt, bis hin zu Aluminium. Sie schmieren sich also eine halbe Chemiefabrik unter den Arm. Dabei können Sie das Geruchsproblem auf ganz einfache, günstige und ungefährliche Weise lösen. Das Zaubermittel heißt Natron oder im Fachjargon Natriumhydrogencarbonat. Natron ist ein uraltes Hausmittel. Früher verwendete man es zum Putzen und Waschen, heute nimmt man es noch als Backtriebmittel – ich selbst habe damit schon Brot gebacken.

Für die einfache Anwendung als Deo empfiehlt es sich, im Badezimmer eine kleine Schale mit Natron aufzustellen. Einen oder zwei Finger kurz anfeuchten, in die Schale tupfen, und anschließend die mit Natron benetzten Finger in die Achselhöhle reiben. Innerhalb von einer Sekunde verschwindet der Geruch. Und es hält 24 Stunden oder noch länger an. 250 Gramm Kaiser-Natron kosten rund zwei Euro, und das reicht für eine gefühlte Ewigkeit.

4 Wie Sie messbar jünger werden

Ein typischer biologischer Marker zur Altersbestimmung ist die Knochendichte. Bereits ab dem 30. Lebensjahr nimmt die Knochendichte nahezu gleichmäßig ab, so dass man aufgrund einer Messung der Knochendichte das Lebensalter bestimmen kann. Ein 50- Jähriger hat bereits rund 10 % weniger Knochendichte als ein 30- Jähriger.

Entsprechend den Belastungen und Ruhephasen passt sich die Knochendichte ständig den aktuellen Erfordernissen an. Dabei findet der Knochenabbau jedoch dreimal schneller statt als der Knochenaufbau. Daran sehen Sie, welche Probleme entstehen, wenn ein Körperteil aufgrund einer Verletzung längere Zeit ruhig gestellt wird. Deshalb sollten wir auch beim Sport nie längere Pausen machen.

Nachdem Wissenschaftler die Knochen unserer Vorfahren, die vor 200 Jahren lebten, untersucht und vermessen haben, stellten sie fest, dass die Menschen damals bei vergleichbarem Alter deutlich festere Knochen hatten als heute. Auch hier zeigen sich einmal mehr die Nachteile unserer bewegungsarmen Wohlstandsgesellschaft.

Wenn wir es schaffen, die Knochendichte wieder systematisch zu erhöhen, dann sind wir per Definition auch jünger. Zudem verringert sich die Bruchgefahr.

Wussten Sie, dass es alleine in Deutschland jährlich um die 160 000 Oberschenkelhalsbrüche gibt. Davon versterben 25 von 100 Patienten innerhalb des ersten Jahres nach der Operation. Grund genug, etwas dagegen zu unternehmen.

Die gute Nachricht ist, dafür brauchen Sie keinen zusätzlichen Aufwand treiben. Denn das im vorigen Kapitel besprochene Krafttraining führt automatisch auch zu einer höheren Knochendichte, und zwar in direkter Korrelation mit dem Muskelwachstum. Gleichzeitig werden auch Sehnen, Bänder und Knorpel durch das Krafttraining gestärkt und somit werden vielerlei altersinduzierte Verletzungen vorgebeugt.

Was Sie sonst noch tun können

Der amerikanische Arzt Dr. John Lee fand heraus, dass seine Patientinnen durch die Anwendung von bioidentischer Progesteroncreme ihre Osteoporose rückgängig machen konnten. Im ersten Jahr der Anwendung nahm die Knochendichte bereits um zehn Prozent zu. In den darauffolgenden Jahren jeweils um drei bis fünf Prozent. Nach einigen Jahren der Anwendung erreichten sie wieder die Knochendichte von 35-jährigen Frauen. Dr. Lee behandelte tausende Frauen auf diese Weise gegen Osteoporose.

Wenn Sie das Krafttraining mit der Progesteroncreme kombinieren, dann haben Sie die Chance, dass Ihre Knochen bald wieder fester werden. Mehr zu dem Thema Progesteroncreme finden Sie in dem Kapitel zur Prostatagesundheit.

5 Wie Sie Ihre Körperhaltung verbessern

Was mich an Schauspielern so begeistert: Sie haben immer eine kerzengerade Körperhaltung, egal ob sie sitzen, stehen oder gehen. Und wenn wir jünger erscheinen wollen als wir sind, dann sind auch wir ein Stück weit Schauspieler.
Ältere Menschen verlieren oft im Laufe der Zeit Ihre aufrechte Körperhaltung im. Damit einhergehend leidet auch ihr Selbstbewusstsein. Ihr Erscheinungsbild signalisiert der Umwelt: Hier kommt ein alter Mensch.

Daran können wir gezielt arbeiten. Und zwar innerhalb des Krafttrainings – das Sie ja eh schon praktizieren. Also können wir wieder zwei Fliegen mit einer Klappe schlagen.

Es gibt einige Übungen, die Ihre haltungsaufrichtende Muskulatur stärken. Wenn Sie diese in Ihr regelmäßiges Krafttraining einbauen, wird sich Ihre Körperhaltung nach und nach verbessern. Und somit erscheinen Sie für Ihr Umfeld wieder jünger.

Allen voran steht dafür das Kreuzheben. Es ist die zentrale Mehrgelenksübung für eine aufrechte Körperhaltung.

Ich dachte lange Zeit, Kreuzheben ist nichts für meinen Rücken und für mein Knie. Bis ich dann begonnen habe, einzelne Kniebeugen ohne Gewicht zu machen. Sozusagen Kreuzheben als Luftnummer. Als das gut funktionierte, war der nächste Schritt, es mit einer 6 kg Stange zu üben für einige Wochen, damit sich der Bewegungsablauf allmählich im Gehirn einprägt. Also ein ganz langsames Herantasten an die eigentliche Übung. Heute mache ich 5 Sätze Kreuzheben mit je 12 Wiederholungen und 50 kg Gewicht. Das zeigt, wie sich der Körper im Laufe der Zeit anpasst. PS: Ich habe seit 40 Jahren ein gerissenes Kreuzband im linken Knie. Sie sehen, was möglich ist! Auch bei Ihnen!

Beim Kreuzheben ist die korrekte Ausführung besonders wichtig. Deshalb sollten Sie sich für den Anfang dafür einen Trainer nehmen, der die Ausführung genau beobachtet und Sie bei Bedarf korrigiert.

Eine weitere wichtige Übung mit der Sie Ihren unteren Rücken stärken und die Körperhaltung verbessern können, besteht in der Stärkung Ihrer Rückenstrecker. Dazu gibt es eine Übung, die Sie praktisch überall und ohne Geräte ausführen können:

Legen Sie sich bäuchlings auf den Boden, die Unterlage sollte nicht zu weich sein, also am besten auf den Fußboden. Dann heben Sie den Oberkörper und gleichzeitig die

Beine an, so dass Sie nur noch auf Ihrem Bauch aufliegen. Die Arme können Sie dabei nach vorne strecken oder auch zur Seite. Halten Sie diese Position für einige Zeit, abhängig von Ihrem jetzigen Fitnesszustand. Steigern Sie die Zeit allmählich. Es reicht, wenn Sie diese Übung einmal wöchentlich durchführen, für 60 bis 90 Sekunden.

Ich schwöre auf diese Übung seit über 30 Jahren. So um das Jahr 1988 hatte ich alle paar Monate fürchterliche Rückenschmerzen im Lendenwirbelbereich, ein sogenannter Hexenschuss. Das war zeitweise so schlimm, dass ich nicht mehr gehen konnte. Mein damaliger Hausarzt gab mir meist eine Spritze in den Rücken und dann ging es erst mal wieder. Verschiedene Physiotherapien und eine dreiwöchige Kur in Bad Biberach brachten keine wesentliche Besserung. Ich kaufte mir eine rückengerechte Latexmatratze, einen Autositz mit Lendenwirbelunterstützung und eine Spezialmaschine, mit der ich mich an den Füßen kopfüber aufhängen konnte. Mit letzterer wollte ich meine Wirbelsäule regelmäßig entlasten. Aber all das half nicht. Erst als ich begann, die Rückenstrecker-Halteübung zu machen, waren die Rückenschmerzen wie weggeblasen. Seitdem, also seit über dreißig Jahren, mache ich die Übung einmal wöchentlich für 90 Sekunden. Was für ein geringer Aufwand für einen lebenslangen gesunden Rücken. Das ist maximale Effektivität bei minimalem Zeitaufwand.

Eine aufrechte Körperhaltung unterliegt aber auch Ihrem Willen und Sie können Ihre Haltung zumindest teilweise selbst steuern. Ähnlich wie bei der Gehgeschwindigkeit oder dem Lächeln können Sie sich ganz bewusst für eine aufrechtere Körperhaltung entscheiden. Und auch dabei gilt: Es erfordert vor allem in den ersten Wochen viel Willenskraft. Sobald es zur Gewohnheit geworden ist, ist es einfacher.

Mirsakarim Norbekov schrieb in seinem Buch „Eselsweisheiten“ von einem „Kloster der Feueranbeter“. Norbekov praktizierte als Psychologe. Von dem Kloster erfuhr er von einigen seiner Patienten, die von langwierigen Krankheiten plötzlich genesen waren.
Einer der Patienten war an Parkinson erkrankt, und nach einem vierzigtägigen Klosterbesuch war er geheilt. Dadurch neugierig geworden, fasste er den Entschluss, sich selbst vor Ort ein Bild zu machen. So ging er mit zwei Freunden vierzig Tage lang in das Kloster.

Er erwartete eine Eingangsuntersuchung mit Diagnose und anschließendem Therapievorschlag. Zu seiner Verwunderung gab es stattdessen nur einen einzigen Behandlungsansatz, egal um welche Krankheit es sich handelte. Alle Gäste mussten den ganzen Tag lächeln und ihre Körper gerade halten. Selbst dann, als er über eine sechshundert Meter hohe Felswand mit Serpentinen einen 21 kg schweren Wasserkrug auf dem Kopf tragen musste. Von morgens bis abends lautete die unabdingbare Regel: aufrechte Körperhaltung und Dauerlächeln.

Und die Mönche beobachteten sie dabei mit Ferngläsern, ob auch alle die klösterlichen Regeln einhielten. Wer sich nicht daran hielt, bekam eine deftige Strafe aufgebrummt. Somit hielten sich dann nach einigen Tagen Eingewöhnung alle Teilnehmer daran.

Wie er schrieb, waren die Erfolge verblüffend: Der eine seiner beiden Freunde reduzierte sein Körpergewicht von 130 kg auf 85 kg. Der andere war Alkoholiker und hörte mit dem Trinken auf.

Davon angetan, begann er eine Organisation zu gründen, die in der Folge tausende Menschen auf diese einzigartige Weise behandelte und heilte.

Das ist ein weiteres Indiz dafür, wozu die Wechselwirkung zwischen Körper und Geist fähig ist.

6 So werden Ihre Gelenke wieder beweglich

Ein weiteres typisches Anzeichen, an dem man einen betagten Menschen erkennen kann, ist seine Unbeweglichkeit.

Wie Goethe schon wusste: „Gerne der Zeiten gedenk ich, da alle Glieder gelenkig – bis auf eins. Doch die Zeiten sind vorüber, steif geworden alle Glieder – bis auf eins."

Vielleicht wusste Goethe nicht, dass es Dehnungsübungen gibt. Vorbei sind die Zeiten der steifen Glieder!

In seinem Buch „Don't hurt me" schreibt der Extremsportler David Goggins eindrucksvoll, wie er seine Gesundheit alleine aufgrund von Dehnungsübungen wiedererlangt hat. Er hatte Schmerzen am ganzen Körper und kein Arzt konnte ihm helfen. Das ging soweit, dass er dachte, er müsse sterben. Tatsächlich waren jedoch durch seinen Extremsport seine Muskeln verkürzt und steif geworden. Durch die Steifheit seiner Muskeln und Gelenke wurden diese nur noch schlecht durchblutet. Das führte zu einer Kaskade von unterschiedlichsten körperlichen Beschwerden. Deshalb kam auch kein Arzt auf die Idee, was die eigentliche Ursache dieser multiplen Schmerzen war. Nachdem er mit einem täglichen Dehnungsprogramm begonnen hatte, ging es bei ihm wieder aufwärts und er wurde wieder gesund.

Nachdem ich das Buch von David Goggins gelesen hatte, war ich so begeistert, dass ich mir direkt danach eine wöchentliche Dehnungsroutine zurecht gebastelt habe. Die mache ich jetzt ungefähr seit 18 Monaten, meist ein- bis zwei-mal pro Woche 45 Minuten. Mittlerweile schaffe ich den Spagat. Auch da sehen Sie, welche Fortschritte in jedem Alter möglich sind.

Ich kombiniere meine Dehnungsübungen immer mit dem Haltungstraining. Wie bereits erwähnt, ist das Kreuzheben die zentrale Übung dafür. Aber Kreuzheben ist sehr anstrengend und es zieht die Kraft und Energie förmlich aus dem Körper. Die Dehnungsübungen dagegen beanspruchen nicht besonders viel Energie, deshalb passt das Kreuzheben gut dazu. Wenn Sie Dehnung und Kreuzheben abwechselnd machen, kühlt Ihre Muskulatur auch nicht so leicht aus, als wenn Sie sich die ganze Zeit nur dehnen.

Also, worauf warten Sie? Dehnungsübungen sind einfache gymnastische Übungen, die sie leicht zu Hause machen können. Zuvor sollten Sie sich aber immer 5 Minuten lang mit geeigneten Übungen aufwärmen. Wenn Sie nicht zufällig einen Fahrradergometer zu Hause haben, dann geht auch Treppensteigen oder ein kurzer Spaziergang. Selbstverständlich können Sie die Dehnungsübungen auch am

Ende Ihres Krafttrainings machen, da kann das Aufwärmen dann entfallen.

Halten Sie jede Dehnung immer zwei Minuten lang und machen Sie anschließend eine Minute Pause. Es ist vorteilhaft, wenn Sie jede der nachfolgenden Übungen einige Male hintereinander durchführen. Um die zwei Minuten Haltedauer abzumessen, empfiehlt es sich, ein Handy mit einer Stoppuhrfunktion einzusetzen.

Zehen berühren:
Als Basisübung schlage ich vor, dass Sie mal versuchen, bei durchgestreckten Beinen Ihre Zehen zu berühren. Auch da können Sie erst mal ganz klein anfangen und sich langsam steigern. Also erst mal nur die Knie fassen, später die Schienbeine und irgendwann dann die Zehen.

Fersensitz:
Auch beim Fersensitz können Sie zunächst ein Kissen zwischen Po und Fersen legen, falls Ihre Beinmuskulatur soviel Dehnung noch nicht zulässt. Knien Sie dazu auf einer weichen Unterlage und legen Sie ihre Füße mit dem Spann nach unten auf den Boden. Dann bewegen Sie sich mit dem Po langsam abwärts in Richtung Fersen und bleiben in dieser Position auf den Fersen sitzen für zwei Minuten.

Grätsche:

Setzen Sie sich auf eine weiche Unterlage und spreizen die gestreckten Beine so weit wie möglich auseinander. Fortgeschrittene können dabei den Oberkörper noch nach vorne beugen in Richtung Boden. Die Übung nennt sich dann Briefmarke. Wie bei jeder Dehnungsübung können Sie auch hier einfach mit minimaler Dehnung beginnen und sich langsam steigern. Es geht nicht darum, die Briefmarke hinzubekommen, es geht nur darum, sich zu dehnen. Der Weg ist das Ziel!

Schmetterling:
Setzen Sie sich auf eine weiche Unterlage und beugen Sie Ihre Beine so weit es geht. Fassen Sie mit Ihren Händen Ihre Füße. Die Fußsohlen zeigen dabei zueinander. Nun drücken Sie beide Knie nach unten. Wenn Sie eine gewisse Dehnung haben, dann bewegen sich die Knie alleine durch Ihr eigenes Gewicht schon nach unten. Halten Sie diese Position für zwei Minuten.

Spagat:
Ziehen Sie dazu die Schuhe aus und lassen Sie die Socken an. Den Spagat üben Sie am besten auf einer glatten Unterlage, wie zum Beispiel auf einem Laminatboden, weil Sie darauf besser rutschen. Ich selbst lege das hintere Bein immer auf einer Gymnastikmatte auf, damit das Knie weicher liegt. Mit dem vorderen Fuß rutsche ich dann langsam auf dem Laminatboden nach vorne und stütze mich dabei links und rechts mit den Händen auf dem Boden ab. Egal an welchem Punkt Sie mit dem Spagat beginnen, Sie wer-

den erstaunt sein, wie schnell Sie Fortschritte machen. Vorausgesetzt Sie üben regelmäßig.

Bogen:
Legen Sie sich bäuchlings auf eine weiche Unterlage und greifen hinten Ihre Sprunggelenke Ihrer angewinkelten Beine. Ziehen Sie dann an den Sprunggelenken, so dass Ihr Oberkörper sich vom Boden abhebt. Diese Übung ist sehr anstrengend, deshalb mache ich sie nur einmal für 60 Sekunden.

Ellenbogen hinter dem Rücken zusammenziehen:
Stellen Sie sich schulterbreit aufrecht hin und überstrecken Sie sich langsam nach hinten, so weit wie möglich, ungefähr so, als wollten Sie rücklings in die Brücke runter gehen. Halten Sie diese Position und versuchen Sie dabei, die Ellenbogen hinter ihrem Rücken zusammenzuziehen. Dabei wird Ihre Brustmuskulatur gedehnt, die bei vielen Menschen verkürzt ist. Auch diese Übung ist sehr anstrengend, deshalb halte ich diese Position nur 30 Sekunden lang.

Es gibt eine schier unendliche Menge an Dehnungsübungen. Letzten Endes können Sie beinahe jeden Muskel in irgendeine Richtung dehnen. Ich selbst beschränke mich bei meinem Dehnungsprogramm auf die sieben oben beschriebenen Dehnungsübungen. Wie ich selbst im Laufe der Zeit anhand der Dehnungsübungen erfahren habe, fühle ich mich durch die höhere Beweglichkeit und Geschmeidigkeit des ganzen Bewegungsapparates deutlich jünger. Falls Sie glauben, dafür keine Zeit zu haben: Die Dehnungsübungen können Sie sogar machen, während Sie fernsehen.

7 Wie Sie Ihr Lungenvolumen wieder erhöhen

Das Lungenvolumen ist ein weiterer messbarer Parameter für die Alterung eines Menschen. Vom dreißigsten bis zum sechzigsten Lebensjahr nimmt das Lungenvolumen um rund 25 % ab. Der einfachste Weg, um hier wieder jüngere Werte zu erreichen, ist Ausdauertraining, neudeutsch auch Kardiotraining genannt.

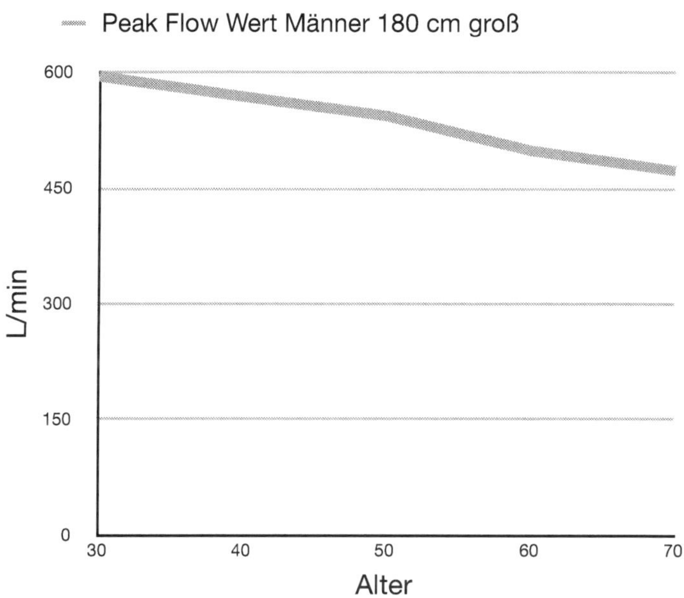

Aber nicht nur das Alter ist der Grund für unsere vergleichsweise geringe Lungenleistung, sondern auch unsere Zivilisierung.

Vor 100 Jahren ging der Durchschnittsmensch noch 17 km pro Tag. In der Urzeit, als die Menschen noch Jäger und Sammler waren, dürfte die tägliche Gehstrecke noch deutlich darüber gelegen haben. Heute dagegen bewegt sich der Durchschnittsmensch in den westlichen Industrienationen täglich weniger als 1 km.

Unser Herz pumpt das Blut durch die Arterien hin zu jeder Körperzelle, der Rückfluss jedoch geschieht unter anderem durch die Muskelpumpe. Mit jeder Bewegung eines Muskels wird venöses Blut zurück zum Herzen gepumpt. Und damit dies immer gewährleistet ist, arbeiten 2–3 % unserer Muskelfasern ununterbrochen. Diese Mikrozirkulation entdeckte der Psychologe Dr. Rohracher bereits im Jahre 1943.

Um wie viel besser kommt unser Kreislauf und unser Stoffwechsel in Gang, wenn wir den ganzen Körper bewegen, durch Krafttraining oder Ausdauersport. Am besten beides in Kombination.

Wenn Sie alle zwei Tage Sport machen oder manchmal sogar täglich, dann ist es besser für die Regeneration der einzelnen Muskelpartien, wenn diese eine genügend lange Erholungsphase dazwischen haben. Je älter wir werden, desto länger brauchen die einzelnen Muskelpartien, um sich zu erholen. Um dem gerecht zu werden, sorge ich für ein abwechslungsreiches Trainingsprogramm. In einer perfekten Woche mache ich deshalb einmal Krafttraining, einmal Ausdauertraining und einmal Dehnungsübungen.

Tatsächlich ist es eher so, dass ich mir kurz vor Trainingsbeginn überlege, auf was ich gerade am meisten Lust habe. Wenn ich mir die Entscheidung offen halte, auf was ich gerade Lust habe, dann fördert das die Motivation mehr, als wenn ich einen sturen Plan einhalten muss. Und am Ende des Tages geht es dann doch mehr darum, dass ich mich bewegt habe, als darum, einen bestimmten Trainingsplan einzuhalten.

Aber zurück zum Ausdauertraining:
Es gibt keine genaue Trennlinie zwischen Ausdauertraining und Kraftsport. Auch wenn Sie Kraftsport betreiben, trainieren Sie Ihr Herzkreislaufsystem. Und natürlich trainieren Sie beim Ausdauertraining auch verschiedene Muskelpartien. Wenn Sie mehrere Tage hintereinander Sport treiben, dann ist es für die Regeneration besser, wenn nicht jeder Muskel jeden Tag belastet wird. Und wenn Sie auf dem Fahrradergometer sitzen, dann werden eben nur die Beinmuskeln beansprucht und die anderen Muskeln können sich in der Zeit ausruhen.

Ein Fahrradergometer ist für mich das perfekte Gerät, um die Ausdauer zu verbessern. Aber jeder hat da seine eige-

nen Vorlieben. Ich kenne auch Personen, die lieber auf einem Rudergerät trainieren.
Je geringer der Aufwand ist, den Sie betreiben müssen, um mit dem Sport zu beginnen, desto häufiger werden Sie Sport treiben. Wenn Sie im Winter erst das Auto frei kratzen müssen, dann haben Sie schon wieder eine Ausrede mehr, um sich heute nicht zu bewegen. Deshalb empfehle ich Ihnen, sich einen Fahrradergometer oder ein anderes Ausdauergerät für zu Hause anzuschaffen.

Um die Ausdauer zu verbessern, gibt es grundsätzlich zwei bewährte Trainingsmethoden:

Entweder Sie versuchen, eine halbwegs gleichmäßige Herzfrequenz einzuhalten über einen bestimmten Zeitraum, vielleicht dreißig oder sechzig Minuten.

Oder Sie absolvieren ein hochintensives Intervalltraining kurz HIIT. Beim HIIT wechseln sich hochintensive Phasen ab mit gemächlicheren Phasen. Dabei treten Sie auf dem Fahrradergometer nach der Aufwärmphase mit der maximalen Kraft und Geschwindigkeit, die Sie schaffen. Diese hochintensive Phase dauert nur dreißig Sekunden. Anschließend kommt eine entspanntere Phase mit 60 oder 90 Sekunden. Diesen Zyklus wiederholen Sie beispielsweise fünfmal. Das HIIT Training gilt als eine der besten Möglichkeiten, um Körperfett zu verbrennen. Erfahrungsgemäß hält sich der Stoffwechsel nach dem HIIT Training noch viele Stunden auf einem hohen Niveau. Wenn ich dieses

Training nach 15:00 Uhr absolviere, schlafe ich deshalb meist schlecht. Deshalb empfehle ich, diese spezielle Trainingsmethode auf den Vormittag zu verlegen.

Wenn ich fünf Zyklen HIIT-Training mache, mit je 30 Sekunden hochintensiven Einheiten und je 60 Sekunden Regenerationseinheiten und mich davor 5 Minuten aufwärme, dann dauert das gerade einmal zwölf Minuten. Dafür lohnt sich das Umziehen und Duschen kaum. Deshalb kombiniere ich immer eine Runde gleichmäßiges Ergometer-Training über 30 Minuten mit anschließend fünf Zyklen HIIT-Training.

Manchmal höre ich das Argument, dass durch zu viel Sport die Gelenke schneller verschleißen. Dazu gibt es ein gutes Beispiel: Astrid Benöhr.
Als Triathletin hielt sie im Jahre 1999 die Weltbestzeit im zehnfachen Ironman-Triathlon. Der Wettkampf bestand aus 38 km Schwimmen, 1800 km Radfahren und 422 km Laufen. Um dorthin zu kommen, musste sie viel trainieren. Sehr viel sogar. Nach ihren eigenen Aufzeichnungen lief sie innerhalb von sechzehn Jahren insgesamt 300 000 Kilometer. Am Ende ihrer Karriere als Triathletin ließ sie sich an der Sporthochschule Köln durchchecken. Unter anderem ließ sie auch ihre Kniegelenke mit einem Kernspintomographen untersuchen. Wie nicht anders zu erwarten, war sie vollkommen gesund. Wie sonst hätte sie solche Leistungen erbringen können? Der Zustand ihrer Gelenke war ausgezeichnet. Damit ist die Behauptung ein-

deutig widerlegt, dass Gelenke sich durch Bewegung abnutzen.

Der Mensch ist eben gerade nicht vergleichbar mit einer Maschine. Der Mensch besteht aus lebenden Zellen, die sich ständig wieder erneuern. Und für diese Erneuerung brauchen die Zellen einen möglichst guten Stoffwechsel. Durch viel Bewegung bekommen Sie diesen hohen Stoffwechsel. Eine Maschine dagegen verschleißt einfach durch viel Bewegung. Je mehr Kilometer Ihr Auto auf dem Tacho hat, desto mehr ist es verschlissen. Ein Glück, dass wir nicht so primitiv konstruiert sind wie eine Maschine.

8 So zünden Sie den Verjüngungsturbo

Kommen wir endlich zur Ernährung. Wie eingangs bereits erwähnt, begann bei mir mit der Low-Carb Ernährung die Wende. Diese Ernährungsweise hat wirklich einen Paradigmenwechsel bei mir eingeläutet und ich bin mir einhundert Prozent sicher, dass dies kein Einzelfall bei mir war. Auch in anderen Büchern habe ich schon davon gelesen, dass Low Carb lebensverändernd war – im positiven Sinne. Noch nie gab es im Laufe der Evolution so viele Kohlenhydrate zu essen wie heute. Der Mensch ist dafür nicht gemacht. Immer wenn wir von unserer evolutionären Bestimmung zu sehr abweichen, werden wir krank.

Low-Carb bedeutet eine kohlenhydratarme Ernährungsweise. Damit dann aber auch wirklich die Schmerzen verschwinden und vielfältige Entzündungsparameter im ganzen Körper zurückgedrängt werden, müssen wir einiges beachten. Zuerst das Wichtigste dabei: Verzichten Sie bitte auf alle Weißmehl- und Zuckerprodukte. Bei den vielen Diäten, die ich ausprobiert habe, habe ich oft viel Gemüse gegessen, weil das ja so gesund ist. Der Fehler dabei war immer, dass ich das Gemüse zusätzlich gegessen habe und die gewohnten Lebensmittel nur teilweise reduziert habe. Ohne den rigerosen Verzicht auf die entzündungsauslösenden Weißmehl- und Zuckerprodukte werden Sie ihre Zipperlein nicht in den Griff bekommen. Durch die verringerte Kohlenhydratzufuhr verschwindet außerdem das ständige Hungergefühl, und die erhöhte Aufnahme gesunder Fette hält lange satt.

Welche Lebensmittel gehören nun zu Low-Carb?
Allen voran: alle Gemüse außer Kartoffeln, also beispielsweise Blattgemüse wie Feldsalat, Rucola, Eisbergsalat, Spinat;
ebenso Kohlgemüse wie Rosenkohl, Blumenkohl, Kohlrabi, Brokkoli, Rotkohl;
oder auch Zwiebeln, Knoblauch, Rote Bete;
Hülsenfrüchte wie Bohnen, Linsen, Erbsen, Tofu;
Quinoa, Amaranth, Fisch, Fleisch, Geflügel, Käse, Eier, Nüsse, Beeren, Schokolade mit mindestens 90 % Kakaoanteil, Kefir, Fette.

Meine persönlichen Favoriten sind:
Makrele, Wildlachs und Hering wegen der Omega-3-Fettsäuren.
Rotes Fleisch esse ich dagegen nur ein bis zwei mal im Monat, auf Wurst verzichte ich ganz.
Tofu oder Räuchertofu zweimal die Woche wegen der Proteine.
Quinoa, Haferflocken und Hülsenfrüchte, deren Kohlenhydrate werden nur langsam freigesetzt und passen deshalb gut in meine Low Carb Ernährung.

Leinsamen, Nüsse und Beeren (das esse ich jeden morgen zum Frühstück) z. B. Walnüsse, Paranüsse, Mandeln, Gojibeeren, Blaubeeren, Himbeeren.
Salate z. B. grüne Salate, Kichererbsensalat, rote Linsensalat, griechischer Salat mit Feta.
Fette wie Olivenöl, Kokosfett, Butter, Butterschmalz. (Wegen des wichtigen Omega 6/3 Verhältnisses, kommen nur diese Fette in Frage).

Streichen Sie Sonnenblumenöl komplett von Ihrem Speisezettel, es hat einen Omega 6 Anteil von 74 %. Damit machen Sie Ihre entzündungsarme Ernährung zunichte. Omega 6 ist entzündungserhöhend und Omega 3 wirkt entzündungshemmend.

Schokolade ab 90 % Kakaoanteil, Kefir und Apfelessig sind auch deshalb gesund, weil sie zu den fermentierten Lebensmitteln zählen. Es sind Probiotika, die ihre Darmbakterien verbessern.

Drei außergewöhnliche Lebensmittel, die Sie häufig zu sich nehmen sollten sind: Kefir, Leinsamenschrot und Kokosfett. Alle drei sind preiswerte Superfoods, auch wenn Kokosfett auf den ersten Blick etwas mehr kostet, Sie brauchen nur wenig davon.

Einen Kefirpilz brauchen Sie sich nur einmal besorgen - geben Sie ihn zusammen mit 250 ml Bioweidemilch in ein Drahtbügelglas mit Gummidichtring - zwei Tage stehen lassen und fertig ist das Kefirgetränk. Anschließend brauchen Sie es nur noch abseihen und trinken. Der Kefir verarbeitet den Milchzucker in Milchsäure, so dass er „Low-Carb“ wird. Kefir hat über 100 verschiedene gesunde Bakterien und Pilze in sich, es ist ein Probiotika – ihr Darm wird es Ihnen danken. Wenn Ihnen alle zwei Tage ein Kefir zu viel ist, dann stellen Sie ihn in den Kühlschrank, dort braucht er 4 – 6 Tage zum Reifen.

Leinsamen hat Omega-3-Fettsäuren und jede Menge Ballaststoffe. Ich empfehle täglich einen Esslöffel Leinsamenschrot zum Frühstück, dazu mindestens 0,5 Liter trinken.

Kokosfett wirkt antiviral, antibakteriell und pilzhemmend. Allein das sagt schon alles. Es besteht zu rund 50 % aus Laurinsäure, diese wird im Körper zu Monolaurin umgewandelt und das bekämpft allerlei Viren. Man kann es innerlich und äußerlich anwenden. Es ist Teil der seit jahrtausenden bewährten Ayurveda-Medizin.
Kokosfett kam in Verruf, weil die Nahrungsmittelindustrie es „veredelt“ hat, so dass es geruchs- und geschmacksneutral wurde. Leider wurde es dadurch zu einer Substanz, die in der Natur nirgendwo vorkommt, und somit wurde es gesundheitsschädlich. Achten Sie deshalb immer darauf, dass Sie unbehandeltes Kokosfett kaufen, dieses duftet nach Kokos.

Exkurs Bulletproof Coffee

Amerikanische Kraftsportler schwören auf ihren morgendlichen Bulletproof Coffee. Was hat es damit auf sich? Es ist eine gewöhnliche Tasse Kaffee mit einem Löffel Kokosfett und einem Löffel Butter, natürlich ohne Zucker. Es ist ein Low-Carb-Kaffee, der Sie durch das Koffein und das Fett wachrüttelt. Koffein und Fett – das ist eine Energiebombe. Genau das richtige für einen tollen Tag. Ich trinke täglich vier davon, zwei morgens und zwei am Nachmittag gegen das 14 Uhr Loch. Allerdings ersetze ich die Butter durch 30%-ige Sahne, weil mir das besser schmeckt. Ja, Sie lesen richtig! Auf diese Weise nehme ich vier gehäufte Kaffeelöffel Kokosfett jeden Tag zu mir und reichlich fette Biosahne aus einer Glasflasche. Nochmals zur Erinnerung: Mein Körperfettanteil liegt derzeit bei elf Prozent, gemessen mit einer Caliperzange. Schauen Sie mal nach dem statistischen Mittelmaß für 61-jährige Männer. Da liegen Sie bei 27 %. Das sind jene, die sich nach den gängigen Ernährungsrichtlinien einschlägiger Verbände ernähren – also mit vielen Kohlenhydraten wie Brot, Brötchen, Nudeln und Kartoffeln. Falls Sie zufällig einen Kraftsportler mit einem Sixpack kennen, dann fragen Sie ihn doch mal, wie viele Kohlenhydrate er zu sich nimmt. Und ob er weiß, was ein Bulletproof Coffee ist.

Die simple Formel, um Körperfett abzubauen lautet: 300 kcal Kaloriendefizit pro Tag und unter 100 g Kohlenhydrate täglich. Dazu noch 1,5 Gramm Proteine je kg Körpergewicht.

Kaloriendefizit bedeutet, dass Sie jeden Tag grob 300 kcal weniger zu sich nehmen, als dass Sie verbrauchen. Damit verschwindet auf jeden Fall Ihr Bauch. Wenn Sie die fehlenden Kohlenhydrate durch gesunde Fette ersetzen, werden Sie keinen Hunger verspüren, trotz des Kaloriendefizits.

Die Schwierigkeit besteht dabei nur darin, diese Zahlen zu kontrollieren. Und an dieser Stelle kommt eine Ernährungs-App ins Spiel. Ich nutze dafür die App „Fddb“, sie ist in der Grundversion kostenlos und das reicht völlig aus. Mit dieser App und Low-Carb können Sie Ihr Gewicht und Ihren Körperfettanteil im wahrsten Sinne des Wortes regulieren. Rezepte, die Sie immer wieder kochen, können Sie dort hinterlegen. Nach meiner Erfahrung sind das nahezu alle Rezepte, die Sie verwenden, wer denkt sich schon jede Woche neue Gerichte aus. Somit reichen ein paar wenige Klicks, um beispielsweise das täglich gleiche Frühstück einzugeben, vorausgesetzt Sie haben es vorher als Rezept gespeichert. Der Aufwand ist wirklich gering und der Effekt dagegen riesig. Der einzig wirkliche Aufwand besteht am Anfang darin, wenn Sie die Zutaten für die einzelnen Gerichte abwiegen und als Rezept abspeichern. Rezepte werden in der besagten App übrigens als „Listen“ bezeichnet.

Ein kleines Rechenbeispiel soll die Kalorien-Verwaltung mit der App veranschaulichen:
Angenommen Sie wiegen derzeit 90 kg und wollen abnehmen. Wenn Sie zum Beispiel normalerweise 2000 kcal als Grundumsatz pro Tag brauchen, abzüglich der 300 kcal für das tägliche Defizit, dann sind wir bei 1700 kcal Kalorienbedarf täglich. Machen Sie 60 Minuten Sport an diesem Tag, dann erhöht sich Ihr Bedarf entsprechend, vielleicht um 500 kcal. (Die Fddb App berücksichtigt das alles).

Der tägliche Kalorienbedarf teilt sich auf in:

Proteine: 1,5 g Protein je kg Körpergewicht ergeben 90 x 1,5 = 135 g Protein mal 4 kcal/Gramm Protein = 540 kcal

Kohlenhydrate: 90 g (unter 100g pro Tag) mal 4 kcal/Gramm = 360 kcal

Fette: Somit sind wir bei 540 kcal Proteine und 360 kcal Kohlenhydrate, zusammen 900 kcal. Zu den täglichen 1700 kcal fehlen jetzt noch 800 kcal, und diese decken wir mit gesunden Fetten ab. Da in Fett 9 kcal/Gramm sind, essen wir an diesem Tag 800/9 = 88 g Fett.

Das hört sich nach viel Fett an und das ist auch viel. Es entspricht überhaupt nicht den gängigen Ernährungsrichtlinien. Die offiziellen Empfehlungen haben jedoch dazu geführt, dass mittlerweile 60 % der Bevölkerung übergewichtig ist. Man könnte darüber ganze Bücher schreiben. Einige Experten haben es getan. Wenn Sie mehr darüber erfahren möchten, empfehle ich Ihnen „Die Schlankformel“ von Jason Fung oder „Superkraftstoff Fett“ von James DiNicolantonio und Joseph Mercola.

Viel einfacher haben Sie es aber, wenn Sie das Ganze bei sich selbst ausprobieren und anhand Ihrer eigenen Erfahrungen urteilen. Positive Ergebnisse machen sich bereits nach wenigen Tagen bemerkbar. Die schnelle Rückmeldung Ihres eigenen Körpers sagt mehr aus als die ganze Ernährungswissenschaft.

Da Sie relativ viel Fett zu sich nehmen ist es wichtig, dass Sie nur gesunde Fette essen. Und das ist sehr übersichtlich:

Kokosfett: Nur virgin Biokokosfett, also aus erster Pressung, und ohne weitere chemische Veränderung. Es muss nach Kokosnuss riechen.

Olivenöl: Nur natives Olivenöl hoher Qualität verwenden. Oliven werden aufwendig geerntet und müssen danach schnell ausgepresst werden. Bei meinem letzten Italienurlaub konnte ich mal zusehen, wie ein Olivenbauer mühsam Netze unter jedem einzelnen Olivenbaum ausgelegt hat. Danach schüttelte er jeden einzelnen Baum mit dem Traktor, damit die Oliven in das Netz fielen – was für ein Aufwand.

Das zeigt schon, dass Olivenöl teurer sein muss als Sonnenblumenöl. Sonnenblumen dagegen können mit riesigen Erntemaschinen abgeerntet werden. Nach dem Öffnen der Olivenölflasche nimmt die Qualität bereits ab, deshalb bald aufbrauchen. Das Öl soll kühl und dunkel gelagert werden.

Butter: Nur Bioweidebutter. Ob eine Kuh auf einer Weide steht, und Löwenzahn, Spitzwegerich, Rotklee und 50 weitere Kräuter frisst, oder ob sie in einer Massentierhaltung steht ist ein Unterschied wie Tag und Nacht. In der Massentierhaltung bekommt sie billigen, mit viel Kunstdünger produzierten Futtermais und Futtersoja.
Dazu Desinfektionsmittel und Medikamente – ach wie lecker. Das alles landet am Ende auf Ihrem Teller. Ein Labor kann das in Ihrem Essen nachweisen. Ihre Gesundheit ist ein hohes Gut. Sparen Sie lieber woanders.

Vorsicht bei Kunststoffverpackungen
Was ist die Steigerung von Bio-Weidemilch? Bio-Weidemilch in Glasflaschen. Und das dann noch zu Kefir vergoren. Haben Sie schon mal etwas von der weltweiten Östrogenschwämme gehört?

Rund um den Globus schlucken die Menschen jedes Jahr hunderte Millionen östrogenhaltiger Pillen, insbesondere die Antibabypille. Die Östrogene werden über den Urin wieder ausgeschieden und gelangen somit ins Abwasser. An den Kläranlagen vorbei erreichen die Östrogene die

Flüsse und Ozeane und reichern sich immer weiter an. Eine weitere Östrogenquelle sind die Fäkalien aus der Massentierhaltung. Auch dort werden östrogenhaltige Hormone in großem Stil eingesetzt, um beispielsweise bei Schweinen die Anzahl der Ferkel je Wurf zu erhöhen.

Wir selbst nehmen zusätzlich östrogenähnliche Substanzen durch in Kunststoffe verpackte Lebensmittel auf, sogenannte Xenoöstrogene. Denken Sie mal nach, wie viele Ihrer Lebensmittel in Plastik verpackt sind. Selbst harmlos erscheinende Tetrapacks sind innen mit Kunststoff beschichtet, damit der Karton dicht ist. All das summiert sich zu der eingangs erwähnten Östrogenschwemme.

Steven Harrod Buhner schreibt dazu in seinem „Buch Natural Remedies for Low Testosterone: How to Enhance Male Sexual Health and Energy":
„Wissenschaftliche Organisationen und Umweltbehörden in Ländern auf der ganzen Welt sind zu dem unausweichlichen Schluss gekommen, dass die männliche Gesundheit bei jeder Art auf der Erde durch diese synthetischen Chemikalien negativ beeinflusst wird"[1] (eigene Anmerkung: für die weibliche Gesundheit gilt das genau so).

Das müssen Sie sich mal auf der Zunge zergehen lassen: Bei jeder Art! Also bei allen Spezies auf der Erde. Wissen-

[1] Steven Harrod Buhner, Natural Remedies for Low Testosterone, Toronto, 2016, S. 17

schaftler haben deshalb schon bei Panthern, Fröschen, Fledermäusen, Alligatoren, Schildkröten, Vögeln, Fischen und anderen Arten einen Östrogenüberschuss nachweisen können.

Ähnlich wie das Omega 6/3 Verhältnis in der richtigen Balance sein muss, um gesund zu sein, genau so ist es bei dem Hormonverhältnis Testosteron/Östrogen beim Mann oder Progesteron/Östrogen bei der Frau. Wenn dieses Hormonverhältnis in Schieflage gerät, können Sie nicht gesund und leistungsfähig sein. Und wegen der weltweiten Östrogenschwemme ist die Schieflage bereits vorprogrammiert.

Ein Punkt, an dem wir direkt unseren Östrogenüberschuss verringern können, sind die Xenoöstrogene aus den Plastikverpackungen.
Und damit landen wir wieder bei der anfänglichen Frage, warum Biomilch in Glasflaschen besser ist als im Tetrapack.

Wenn Sie sich mit Low-Carb ernähren in Verbindung mit einer Ernährungs-App, werden sich wahrscheinlich viele Ihrer derzeitigen Beschwerden einfach in Luft auflösen. Und das alles, ohne zu hungern! Allein durch den Abbau Ihres viszeralen Bauchfettes, also dem Bauchfett, das Ihre Organe umschließt, reduzieren sich viele Entzündungsvorgänge in Ihrem Körper. Ihr Blutdruck sinkt, der Fettstoffwechsel verbessert sich ebenso wie Ihr Blutzuckerspiegel.

Das löst eine positive Kettenreaktion in Richtung Gesundheit aus. Warten Sie nicht länger, beginnen Sie sofort mit Ihrer Low-Carb- Ernährung! Selbst wenn Sie mir nicht glauben, dann glauben Sie wenigstens ihrem eigenen Körper. Die erste positive körperliche Rückmeldung kam bei mir schon am dritten Tag nach der Ernährungsumstellung. Versuchen Sie es ganz unverbindlich für eine Woche und schauen Sie, was passiert.

Was Sie tun können, wenn im Supermarkt die Regale leer sind.

Ist Ihnen schon mal aufgefallen, dass es in der Natur keine ständig gefüllten Kühlschränke gibt? Was können wir daraus ableiten? Dass es in der Natur manchmal nichts zu essen gibt! Deshalb hat die Evolution vorgesorgt, und in unserem Körper eine Fastenfunktion eingebaut. Seit wir jedoch Kühlschränke haben, ist diese Funktion bei den meisten Menschen außer Betrieb.

Der Japaner Yoshinori Ohsumi bekam 2016 den Medizin Nobelpreis, weil er herausgefunden hatte, dass nach zwölf Sunden ohne Nahrung im Körper ein Aufräumprogramm startet. Nach sechzehn Stunden ohne Nahrung schaltet das Aufräumprogramm in den zweiten Gang. Wenn wir mehrere Tage nichts essen, findet das Aufräumprogramm noch weitere Gänge. Dieses Aufräumprogramm dient dazu, den Körper gesund zu erhalten.

Fasten ist mehr als nur Nahrungsverzicht. Es ist eine neue Körpererfahrung, ja, eine ganz neue Lebenserfahrung. Ihr Leben lang haben Sie geglaubt, dass Sie jeden Tag essen müssen. Es ist ein Glaubenssatz geworden. Und dann stellen Sie fest, dass Sie auch ohne zu essen einfach weiterleben. Es ist ein Sieg des Geistes über das Fleisch.

Jesus ging in die Wüste und fastete vierzig Tage und vierzig Nächte. In den großen Weltreligionen ist Fasten eine Säule ihrer Identität. Fasten spiritualisiert den Körper. Wer während einer Fastenzeit meditiert, der verbindet die physische Befreiung mit der geistigen Bewusstseinserweiterung. Er erfährt höhere Bewusstseinszustände als ohne Fasten. Die großen Religionsführer wussten davon.

Ich glaube, dass Fasten eine gute spirituelle Übung ist. Auch verschiebt sich der Stoffwechsel dabei hin zur Fettverbrennung. Daraus ergeben sich gesundheitliche Vorteile. Nach dem Fastenbrechen erlebt man einen Rauschzustand mit überschäumenden Glücksgefühlen. Zum Abnehmen ist es jedoch nicht geeignet, wegen des Jo-Jo-Effektes. Mir persönlich geht es jetzt mit dem, in diesem Buch beschriebenen Low-Carb Ernährungskonzept deutlich besser als mit allen anderen Ernährungskonzepten inklusive Fasten. Trotzdem werde ich das Fasten nicht aus den Augen verlieren. Dazu ist es in der Geschichte der Menschheit und in der Natur ein zu elementarer Bestandteil. Und ich habe einen Plan, falls im Supermarkt mal wieder die Regale leer sind.

Da fällt mir gerade noch ein, dass ich beim Fasten immer gefroren habe. Durch den Nahrungsmangel, schaltet der Körper ja wie bereits gesagt auf Fettverbrennung um. Da der Körper merkt, dass das Nahrungsangebot gerade knapp ist, spart er überall Energie ein, vor allem bei der Körperwärme. Und das führt zu ständigem Frieren. Deshalb habe ich ab dem zweiten Mal das Fasten immer auf den Hochsommer verlegt. Ich kann mich noch daran erinnern, wie ich mit meiner Frau einmal bei 35 Grad im Schatten auf einer Parkbank saß, im Schlossgarten der Dornburger Schlösser. Jeder hat damals den Schatten gesucht, nur wir nicht. Wir haben uns absichtlich für längere Zeit in die pralle Sonne gesetzt und haben die Wärme genossen, es war so angenehm. Endlich mal nicht frieren. Wir wollten die Parkbank gar nicht mehr verlassen. Diese Szene behalte ich mir im Hinterkopf, für den Fall, dass wir in Deutschland einmal wegen des Klimawandels Temperaturen von deutlich über vierzig Grad bekommen. Zur Not kann ich dann immer noch fasten.

9 Wie Ihre Haut wieder straffer wird

Wussten Sie, dass Ihre Bandscheiben zu 70 bis 90 % aus Wasser bestehen? Bei mir haben drei Gläser Wasser innerhalb von 10 Minuten schon einmal die Rückenschmerzen „verdünnt“.
Eine Sache, um der häufig anzutreffenden Übersäuerung entgegenzuwirken, ist das tägliche trinken von heißem Apfelessigwasser. Ein Esslöffel Apfelessig auf ein Glas Wasser ist eine bewährte Mischung. Apfelessig wirkt bei der Verstoffwechselung basisch. Ich trinke das drei mal täglich.

Das heiße Wasser ist ein Element aus der indischen Ayurveda Medizin – es soll mehr Energie erzeugen als kaltes Wasser. Da der Aufwand mit einem Wasserkocher minimal ist, empfehle ich, diese Idee mitzunehmen. Immerhin hat sich Ayurveda über tausende Jahre bewährt. Deshalb trinke ich fast immer heißes Wasser.

Leitungswasser ist zumindest in Deutschland das am bestem überwachte Lebensmittel, da die Qualität in den Wasserwerken fortlaufend geprüft wird. Die Qualitätsanforderungen an Trinkwasser sind hierzulande höher als bei dem im Supermarkt verkauften Mineralwasser in Flaschen.

Warum sich also mit Getränkekisten und Leergut abschleppen, wenn das Lebensmittel nahezu kostenlos aus dem Wasserhahn kommt. Bei uns kostet der Kubikmeter Wasser rund 2 Euro und das Abwasser ebenso viel. Also 4 Euro für 1000 Liter Wasser, somit 0,4 Cent pro Liter Trinkwasser und das bei bester Qualität – deshalb sagte ich fast kostenlos. Was die Menge angeht, so sind 2-3 Liter täglich ein gutes Maß, damit kann der Körper viele Giftstoffe über den Urin ausscheiden. Auch über den Schweiß kann sich der Körper seinen Giftstoffen entledigen, ein weiterer Grund für das Krafttraining.

Ich erfasse meine Trinkmenge in der Ernährungs-App. Daher weiß ich, dass ich normalerweise rund 2,5 bis 3 Liter trinke. Das führt folglich zu häufigeren Toilettengängen, als wenn jemand nur 1,5 Liter am Tag zu sich nimmt. Darum trinke ich ganz bewusst weniger, wenn beispielsweise eine längere Autofahrt bevorsteht.

Wie viel Sie täglich trinken ist nur eine Gewohnheit. Früher habe ich geschätzt nur ein bis anderthalb Liter getrunken. Und ich hatte keinen Durst dabei. Dann gewöhnte ich mir an, morgens zum Frühstück zwei Gläser Wasser, eine Tasse Grüntee und zwei Tassen Kaffee zu trinken. Jetzt ist es zur Gewohnheit geworden, und ich fühle mich unwohl, wenn ich morgens nicht meine gewohnte Trinkmenge bekomme. Mittlerweile kann ich einfach mal so zwei oder drei große Gläser Wasser auf ex trinken innerhalb von einer Minute, ohne jegliche Anstrengung. Alles nur Gewohnheit.

Viel trinken ist ein weiterer, nahezu kostenloser Weg, um gesünder und jünger zu wirken. Da die Haut ein großer Wasserspeicher ist, verliert sie ihr gesundes Aussehen bei zu wenig Flüssigkeitszufuhr. Wer viel trinkt, hat eine straffere und glattere Haut.

Durst bekommen wir erst, wenn schon ein Flüssigkeitsmangel besteht. Deshalb sollten wir uns angewöhnen, über den Tag regelmäßig zu trinken, und nicht erst dann, wenn wir durstig sind. Unser Urin sollte immer möglichst farblos sein. Das ist die einfachste Möglichkeit, um herauszufinden, ob wir genug getrunken haben.

Je weniger Mineralien Ihr Trinkwasser hat, desto gesünder ist es für Sie. Deshalb sollten Sie Mineralwasser eher meiden. Der Grund dafür ist einfach: Je weniger Mineralien im Trinkwasser gelöst sind, desto mehr Schadstoffe kann es aufnehmen und ausleiten. Ist es dagegen mit vielen Mineralien bereits gesättigt, dann kann es keine Abfallstoffe aus unserem Körper mehr aufnehmen. Deshalb sind die viel gepriesenen Mineralwasser im Supermarkt gar nicht so gesund. Mineralwasser werden meist aus tiefen Brunnen gefördert. Auch hier hilft die einfache Überlegung: Konnten unsere Vorfahren mit ihrer natürlichen Lebensweise 800 Meter tiefe Brunnen bohren und das Wasser hochpumpen? Einmal mehr so eine widernatürliche menschliche Erfindung.

10 5 Nahrungsergänzungen, die Ihnen wirklich helfen

Vitamin D3, das Sonnenvitamin

Schätzungen zufolge haben in Deutschland mindestens 50 % der Bevölkerung einen Vitamin D3 Mangel, im Winter sind es sogar 80 %. Vor 200 Jahren haben die meisten Menschen noch in der Landwirtschaft auf dem Feld gearbeitet, damals hat jeder genug Sonne abbekommen, um seinen Vitamin D3 Bedarf zu decken. Wer von uns arbeitet heute noch täglich draußen im Freien? Und selbst wenn, dann cremen wir uns mit Sonnencreme ein. Sonnencreme schützt nicht nur vor einem Sonnenbrand, es schützt uns auch vor der Aufnahme von Vitamin D3. Wenn Sie nicht gerade in Südeuropa leben und sich häufig im Freien aufhalten, dann haben Sie mit hoher Wahrscheinlichkeit einen Vitamin-D3-Mangel. Verstärkt wird das Problem bei älteren Menschen, weil deren Haut immer mehr die Fähigkeit verliert, Vitamin D3 durch die Sonne aufzunehmen.

Vitamin D3 hilft bei Asthma, Burn-out und Depressionen. Es senkt den Blutdruck, stärkt das Immunsystem, verringert das Risiko an Alzheimer zu erkranken, hilft gegen Osteoporose und senkt das Krebsrisiko.

Die Vorteile von Vitamin D3 sind unbestritten. An der Dosierung scheiden sich jedoch die Geister. Während die deutsche Gesellschaft für Ernährung einen Blutwert von mindestens 20 ng/ml empfiehlt, empfehlen andere bis zu 100 ng/ml. Fakt ist, dass Naturvölker in Äquatornähe Werte von 100 ng/ml aufweisen. Also scheint das ein natürlicher Wert zu sein. In Deutschland sind rund 35 % der älteren Bevölkerung mit Vitamin D3 unterversorgt, auf Basis der 20 ng/ml. Wenn man die 100 ng/ml der Naturvölker zugrunde legen würde, dann wäre oder ist die Unterversorgung weitaus dramatischer.

Und wenn wir uns jetzt mal anschauen, welche Krankheiten mit einem Vitamin-D3-Mangel in Verbindung gebracht werden, oder vorgebeugt werden können, dann können wir daraus nur eine Logik schlussfolgern: Wir müssen Vitamin D3 schlucken.

Seit Jahren lasse ich jedes Jahr meinen Vitamin-D3-Status in einem Labor überprüfen durch einen Bluttest. Das ist einfacher, als wenn ich in eine überfüllte Hausarztpraxis gehe und den Arzt dazu überreden muss. Ich rufe das Labor an. Am nächsten Tag bekomme ich einen Termin meiner Wahl. Ich fahre mit dem Auto bis vor die Tür, gehe rein zu der Blutabnahme und nach 10 Minuten bin ich wieder draußen. Das ganze kostet fünf Euro für die Blutabnahme und 30 € für den Bluttest. Drei Tage später habe ich das Ergebnis im Briefkasten. Damit sich die ganze Sache besser lohnt, lasse ich gleich noch einige andere Werte mittesten.

Um gesund und leistungsfähig zu bleiben, sollten wir einen Vitamin-D3-Spiegel im Blut von 50 ng/ml bis 90 ng/ml anstreben. Um diesen Wert zu erreichen, nehme ich bei 80 Kilo Körpergewicht einmal bis zweimal pro Woche 20000 i.E. Vitamin D3 ein, das entspricht umgerechnet rund 4000 IE Vitamin D3 pro Tag. Das ist ein Wert, der für die meisten Menschen passen sollte. Um auf Nummer sicher zu gehen, empfehle ich Ihnen, einmal jährlich einen Bluttest zu machen.

Ich habe einmal vor vielen Jahren am 31. Mai einen Bluttest gemacht auf Vitamin D3. Der Wert lag bei 160 nmol/l, das entsprach 64 ng/ml, also alles im grünen Bereich dachte ich. Deshalb nahm ich acht Wochen lang kein Vitamin D3 ein und ging dann zwecks Kontrolle wieder zu einem Bluttest. Der Wert ging in dieser Zeit zurück auf 84 nmol/l, umgerechnet 33 ng/ml, das war am 27. Juli. Und das, obwohl ich häufig im Garten und somit in der Sonne war. Dadurch wurde mir klar, dass ich Vitamin D3 durchgängig einnehmen muss, auch im Sommer.

Vitamin K2

Noch besser als Vitamin D3 alleine, wirkt es zusammen mit Vitamin K2 und Magnesium in Kombination. Deshalb nehme ich Vitamin D3 immer in Kombination mit Vitamin K2. Die allgemein empfohlene Dosis für Vitamin K2 liegt bei 200 ug und sollte immer gemeinsam mit Vitamin D3 eingenommen werden. Deshalb nehme ich immer eine Tablette, in der beides bereits kombiniert ist.

Magnesium

Besonders wenn Sie regelmäßig Sport treiben, brauchen Sie viel Magnesium. Es wirkt unter anderem entzündungshemmend und blutdrucksenkend. Vor allem jedoch ist es für ein gesundes Nervensystem wichtig.

Durch meinen nerdigen Protokollierungswahn habe ich festgestellt, dass ich Sodbrennen innerhalb von 15 Minuten mit 1000 mg Magnesiumcitrat-Pulver beseitigen kann. Das macht auch Sinn. Die Ursache von Sodbrennen ist nicht etwa zu viel Magensäure, wie oft angenommen wird. Der Grund liegt in den Nervenbahnen, die den Schließmuskel zwischen Speiseröhre und Magen steuern. Scharfe Gewürze, Alkohol und Kaffee können auf unser Nervensystem einwirken und es verärgern. In diesem empörten Zustand steuert es dann den besagten Schließmuskel nicht mehr ordnungsgemäß. Und deshalb gelangt die Magensäure in die Speiseröhre und verursacht das Sodbrennen.

Die Säureneutralisierer aus der Apotheke neutralisieren die Magensäure, und stoppen damit ebenfalls das Sodbrennen. Dumm nur, dass wir die Magensäure ja zur Verdauung brauchen. Vielleicht sollte man das noch einmal überdenken.

Mir fiel damals auch auf, dass das Sodbrennen häufig in zeitlicher Nähe zu Herzrhythmusstörungen auftrat. Und auch diese können ja bekanntlich nervliche Ursachen haben. Nachdem ich dann mit der täglichen Einnahme von Magnesiumcitrat begonnen habe, waren sofort beide Wehwehchen weg. Heute sind das für mich nur noch Erinnerungen aus einer düsteren Zeit.

Meine Dosierung bei Magnesiumcitrat liegt bei 1000 mg täglich in Pulverform. Da Magnesiumcitrat rund 15 % reines Magnesium beinhaltet, bedeutet das, dass ich 150 mg reines Magnesium täglich zu mir nehme. Häufig werden auch Dosierungen bis 3000 mg Magnesiumcitrat täglich empfohlen. Wenn Sie Muskelkrämpfe, Herzrhythmusstörungen oder Sodbrennen haben, sollten Sie es mit einer Dosis von 1000 mg bis 3000 mg versuchen.

Omega 3

Omega 3 verstärkt den Muskelaufbau und hilft beim Fettabbau. Es reduziert chronische Entzündungen und stärkt das Immunsystem. Es senkt die Blutfettwerte und den Blutdruck und verringert das Demenzrisiko.

Am leichtesten können Sie Ihren Omega-3-Fettbedarf mit Fischöl-Kapseln decken. Gesünder und natürlicher sind aber fette Seefische, wie Lachs, Makrele und Hering. Diese enthalten besonders viel dieser gesunden Fettsäuren und am meisten in der geräucherten Variante. Da Räucherhering relativ viele Gräten hat und Lachs ziemlich teuer ist, ist Räuchermakrele ein guter Mittelweg. Da bei Zuchtlachs ähnlich wie in anderen Massentierhaltungen jede Menge Schadstoffe in der Haltung eingesetzt werden, kommt er für eine gesunde Ernährung nicht in Frage. Wildlachs und Zuchtlachs sind leicht zu unterscheiden durch die Label MSC (Marine Stewardship Council) für Wildlachs und ASC (Aquaculture Stewardship Council) für Zuchtlachs. Wenn Ihnen der atlantische Wildlachs zu teuer ist, sollten Sie einmal auf den pazifischen Tiefkühlwildlachs zurückgreifen, der ist deutlich günstiger.

In Krillöl ist hochwertiges Omega 3 enthalten, da Krill weit unten in der Nahrungskette ist. Somit entfällt die Schadstoffanreicherung, wie sie bei Fischen weiter oben in der Nahrungskette auftreten kann. Allerdings ist Krillöl deutlich teurer als Fischöl.

Leinsamen ist ein weiterer Omega-3-Lieferant und dazu noch preiswert. Damit ihr Magen-Darm-Trakt die Fettsäuren besser aufnehmen kann, sollten Sie geschrotete Leinsamen bevorzugen.

Eier von Hühnern aus Grünlandhaltung enthalten bis zu tausend Prozent mehr Omega-3-Fettsäuren, als wenn die Hühner in Ställen gehalten werden.

Auch hier nutze ich die ganze Palette an Möglichkeiten, um meinen Omega-3-Bedarf zu decken. So nehme ich morgens zum Frühstück immer 3 Kapseln Fischöl und einen Esslöffel Leinsamenschrot. Mittags oder abends esse ich jeden zweiten Tag Fisch. Häufig auch Eier aus Grünlandhaltung.

Ein Geschenk der Natur

Der Mann hat in seinen Zwanzigern seinen höchsten Testosteronspiegel im Blut. In diesen Jahren sind wir energiegeladen und voller Tatendrang. Danach geht es bergab. Irgendwann beginnt dann die Midlife-Crisis. Wir beginnen ängstlicher zu werden. Wir zweifeln. Wir überlegen lange und wägen ab, bevor wir uns entscheiden. Häufig entscheiden wir uns dagegen, weil alles zu unsicher ist. Wir grübeln eher, als dass wir uns entscheiden. Wir haben

Angst vor den kleinsten Aufgaben. Und dann schieben wir alles unserem Alter zu. So ist es eben, wenn man älter wird. Nein, nein und nochmals nein!

Wir sind Menschen mit einem Bewusstsein, sogar mit einem Selbstbewusstsein. Wir fühlen nicht nur, dass wir Angst haben wie es bei Tieren der Fall ist. Wir können unsere Angst und unsere Gefühle auch hinterfragen, sie analysieren und herausfinden was die Ursache dafür ist. Also seien Sie ein Mensch und nehmen Sie Ihr Schicksal in die Hand! Wir sind nicht nur die ausführende Marionette, die an den Fäden hängt, und darauf wartet, dass ein anderer sie bewegt. Wir sind nicht die Holzstämme in einem reißenden Fluss, die vom Wasser mal nach rechts und dann mal nach links getrieben werden. Wir sind Menschen mit einem bewussten Willen und wir können unser Leben nach unserem Willen gestalten. Beginnen Sie damit!

Testosteron steht für Sexualkraft. Aber Testosteron ist viel mehr als das. Testosteron macht den Mann zum Manne. Testosteron gibt Kraft. Testosteron gibt Mut. Testosteron gibt Willenskraft. Testosteron gibt Durchsetzungskraft. Testosteron bringt Kampfeslust und Siegeswillen. Mit Testosteron im Blut denken Sie nicht darüber nach ob Sie gewinnen – Sie wissen es. Testosteron macht Sie zum ausgewachsenen Simba im Königreich der Löwen. Holen Sie sich zurück was Ihnen gehört! Brüllen Sie vor Kraft, dass die Wände zittern. Das sind Sie! Das sind Sie mit Testosteron im Blut.

Die Natur wusste, dass wir klug sind und herausfinden würden, wie wir mit natürlichen Pflanzen unseren Testosteronspiegel steigern können. Völlig gefahrlos und ohne Nebenwirkungen. Deshalb hat sie im Wald eine Pflanze versteckt. Damit wir sie finden können, hat die Natur sie groß gemacht und auf jedem Kontinent verteilt. Und falls wir sie trotzdem übersehen, hat sie sie noch mit einem Duft ausgestattet. Und falls wir sie immer noch nicht sehen, macht sie sich selbst bemerkbar. Ein mal im Jahr schüttet sie ihre Pollen aus, großflächig über Wälder, Wiesen, Flüsse und sogar bis in die Städte hinein. Und dann werden wir vor Pollenflug gewarnt. Diese Warnung ist ein Hinweis, dass es jetzt wieder soweit ist. Die Natur beschenkt uns mit kostenlosem Testosteron. Manche haben daraus ein Geschäftsmodell entwickelt. Sie gehen in den Wald, sammeln die Blütenpollen in großem Stil ein, und verkaufen sie uns ganzjährig. Die Rede ist von Kiefernpollen. Kiefern sind die Pflanzen mit dem höchsten natürlichen Testosteronanteil. Und besonders konzentriert ist es in den Pollen. Weil die Pollen nur durch Windbestäubung ihr Ziel erreichen, werden viel mehr Pollen losgeschickt, als dass tatsächlich gebraucht werden. Die Landschaft wird mit Pollen buchstäblich überschwemmt. Wenn die Kiefern ihre Pollen verströmen, beginnt in der Natur ein Rausch. Die Natur labt sich im Überfluss eines Hormons. In Anlehnung an die gelbe Farbe von Schwefel spricht der Forstwirt auch von Schwefelregen.

Pflanzen und Tiere atmen es ein, nehmen es über die Nahrung auf. Der Fortpflanzungstrieb beginnt. Es gibt kein Halten mehr. Es werden Reviere abgesteckt und notfalls gegen Eindringlinge verteidigt. Es werden Nester gebaut. Es beginnt die höchste Zeit des Jahres, die Hochzeit. Selbst wir naturentwöhnten Menschen heiraten am liebsten im Mai. Lassen Sie sich dieses Geschenk der Natur nicht entgehen! Lassen Sie uns an diesem göttlichen Festmahl teilhaben. Und nicht nur im Mai. Heben Sie Ihren Testosteronspiegel an, und zwar das ganze Jahr. Machen Sie von Ihrem bewussten menschlichen Willen Gebrauch und werden Sie wieder jünger.

Der weitaus größte Teil unseres Testosterons wird nachts gebildet, während wir schlafen. Hauptsächlich in der zweiten Nachthälfte werden bei jungen Männern große Mengen Testosteron ausgeschüttet. Um diesem natürlichen Rhythmus möglichst nahezukommen, sollten wir die Kiefernpollen morgens gleich nach dem Aufstehen einnehmen.

Mit einem Teelöffel Kiefernpollen täglich können wir unseren Testosteronspiegel deutlich anheben. Mit allen sich daraus ergebenden Folgen. Wir dürfen die Pollen aber nicht einfach runterschlucken. Wir müssen sie minutenlang im Mund halten und einspeicheln. Dadurch gelangt das Testosteron direkt über die Mundschleimhaut ins Blut. Ja, wir lecken Testosteron, wir lecken Blut! Wir sind wieder bereit, in die Schlacht zu ziehen, um zu gewinnen. Auch wenn die Schlacht nur darin besteht, den nächsten Urlaub zu buchen.

Übrigens: In der traditionellen chinesischen Medizin werden Kiefernpollen schon seit Jahrtausenden eingesetzt. Vielleicht gibt es deshalb so viele Chinesen :-)

Die ersten Aufzeichnungen über Kiefernpollen (auch Pinienpollen genannt), stammten aus dem „Shen Nong Ben Cao Arzneibuch" und sind 2400 Jahre alt. Dort gilt es als traditionelles Anti-Aging-Mittel und wird unter anderem eingesetzt zur Stärkung des Immunsystems, gegen Müdigkeit, zur Stärkung des Herzens, zur Verbesserung der Gehirnfunktionen und gegen Altersflecken auf der Haut.

Mit diesem natürlichen Pflanzenstoff ist es nicht möglich, den Testosteronspiegel auf ein unnatürlich hohes Maß zu bringen. Deshalb funktioniert es nicht bei jungen Menschen, wenn sie ihren jugendlichen hohen Testosteronspiegel zum Zwecke der Leistungssteigerung damit noch weiter erhöhen wollen. Sehr wohl aber können ältere Menschen ihren abgeschwächten Testosteronspiegel damit wieder auf ein jugendlicheres Niveau bringen.

Kreuzheben und Testosteron gehören zusammen wie der Hengst und seine Stute, sie wecken die animalische Natur in Ihnen. Beides zusammen ist das Gegenteil von Älterwerden. Sie verstärken sich gegenseitig und lassen Sie strotzen vor Kraft und Energie. Jeden Tag Kiefernpollen und alle zwei Tage fünf Sätze Kreuzheben, dann haben Sie das Gefühl, Sie könnten Bäume ausreißen.

11 Wie Sie wieder ohne Brille lesen können

Dies ist das einzige Kapitel, über das ich schreibe, ohne dass ich es selbst schon komplett umgesetzt habe. Ich habe die Augenübungen zwar rund zwei Wochen lang betrieben und dabei auch kleine Erfolge erzielt, aber aus Mangel an Disziplin habe ich das Training vorzeitig beendet. Weil das Thema aber so spannend ist, und ich es auch bald weiterverfolgen möchte, habe ich es trotzdem in das Buch mit aufgenommen. Es geht darum, wie Sie Ihre Sehkraft durch Augentraining soweit verbessern, dass Sie wieder völlig ohne Brille alles richtig sehen können. Mit zunehmendem Alter werden die Augen bei fast allen Menschen schlechter. Eine typische Krankheit dabei ist die Altersweitsichtigkeit. Irgendwann so um die 50, brauchen wir eine Lesebrille. Wenn wir es schaffen, unsere Augen soweit zu trainieren, dass wir wieder ohne Brille ganz normal sehen können, dann ist das ein Zeichen dafür, dass wir uns verjüngt haben.

Es gab in New York einen praktizierenden Augenarzt um das Jahr 1900 namens Dr. William Horatio Bates. Als Augenarzt hatte er gelernt, dass Altersweitsichtigkeit (Presbyopie) und andere Fehlsichtigkeiten dauerhaft sind und nicht rückgängig gemacht werden können. Der Ziliarmuskel formt die Linse und verändert so die Brennweite, damit das gesehene Bild genau auf die Netzhaut auftrifft. Die Linse verdickt sich beispielsweise und kann somit in der Nähe sehen. Laut Lehrbuch verliert die Linse im Alter ihre Fähigkeit, sich zu verformen, sie wird härter und weniger elastisch, und dadurch entsteht die Fehlsichtigkeit. Dr. Bates ist an seiner eigenen Fehlsichtigkeit jedoch aufgefallen, dass es während des Tages Zeiten gibt, an denen er besser sieht, und dann mal wieder schlechter. Er stellte sich dann die Frage: Wie kann es sein, dass ich trotz dauerhafter Fehlsichtigkeit einmal etwas besser sehe und dann wieder schlechter? Er untersuchte in seiner dreißigjährigen Berufsausübung zehntausende Patienten. Auch dabei beobachtete er immer wieder, dass sich eine Fehlsichtigkeit verbesserte oder von einer Fehlsichtigkeit zu einer anderen wechselte. Ebenso fiel ihm auf, dass Müdigkeit, Stress, Krankheit oder sogar Lärm die Sehkraft beeinflussten. All das war mit der gängigen Lehrmeinung nicht vereinbar.

So fing er an zu untersuchen, unter welchen Bedingungen er und seine Patienten besser sehen konnten. Er fand heraus, dass die Sehkraft der Augen dann am höchsten ist, wenn die Augen vollständig entspannt sind. Dies ist bei einem gesunden Auge die natürliche Einstellung bei Fernsicht. Je mehr Anspannung und Willenskraft beim Sehen eingesetzt werden, desto schlechter ist die Sehstärke. Richtiges Sehen funktioniert unter völliger Entspannung von ganz alleine. Genauso wie das Hören ebenfalls von ganz alleine funktioniert.

Jedes Auge ist von sechs äußeren Muskeln umgeben. Dadurch können wir das Auge in alle Richtungen bewegen. Wenn diese äußeren Muskeln völlig entspannt sind, dann ist der Abstand zwischen der Linse und der Netzhaut perfekt, und wir sehen ein scharfes Bild. Wenn nun einer oder mehrere dieser äußeren Augenmuskeln verspannt sind, dann wird der Augapfel dadurch deformiert. Und dann stimmt der Abstand zwischen der Linse und der Netzhaut nicht mehr. Der Optiker spricht dann von einem Brechungsfehler, weil das Licht nicht mehr ordnungsgemäß gebrochen wird. Das Licht, das durch die Linse des Auges einfällt, trifft nicht mehr genau auf die Netzhaut, und wir sehen deshalb unscharf. Bei der Weitsichtigkeit ist der Augapfel von vorne nach hinten zu kurz, und die Lichtstrahlen werden hinter der Netzhaut fokussiert. Bei der Kurzsichtigkeit ist der Augapfel zu lang, und die Lichtstrahlen werden vor der Netzhaut fokussiert. Bei der herkömmlichen Behandlungsmethode wird zum Ausgleich des Brechungsfehlers eine künstliche Linse in Form einer Brille vor die Augen gesetzt. Es wird also nur das Symptom behandelt und nicht die Ursache.

Im Schlaf sind die Augen nicht entspannt, wie häufig angenommen wird. Ganz im Gegenteil, wenn wir träumen, bewegen sich unsere Augen die ganze Zeit sehr aufgeregt, deshalb sehen wir morgens nach dem Aufwachen meist schlechter.

Brillen verstärken die Fehlsichtigkeit, indem sie verhindern, dass sich die äußeren Muskeln des Auges bewegen. Wer eine Brille trägt und nach rechts sehen möchte, der dreht den ganzen Kopf nach rechts. Wer keine Brille trägt, der bewegt nur die Augen nach rechts, und trainiert damit automatisch den ganzen Tag seine Muskeln. Wenn Menschen beginnen eine Brille zu tragen, muss die Stärke in den meisten Fällen immer weiter erhöht werden, weil sich die Augen schnell verschlechtern. Dr. Bates fiel auch auf, dass wenn jemand seine Brille zerbrochen hat und einige Wochen ohne Brille auskommen musste, sich dessen Augen häufig verbesserten. Deshalb sollten wir die Brille so oft wie möglich ablegen.

Dr. Bates fand heraus, dass die Ursache für jegliche Fehlsichtigkeit in der Verspannung der äußeren Muskeln des Augapfels liegt. Das bedeutet im Umkehrschluss, dass jede Fehlsichtigkeit alleine durch das Entspannen dieser Muskeln behoben wird. Und er hat es bewiesen, indem er tausende Patienten in seiner dreißigjährigen Berufsausübung vollständig geheilt hat. Selbst Berufskollegen kamen zu ihm, um sich nach seiner Methode behandeln zu lassen – und er heilte auch sie. Faszinierend dabei ist die Tatsache, dass er unterschiedlichste Krankheitsbilder wie Myopie (Kurzsichtigkeit), Hyperopie (Weitsichtigkeit), Astigmatismus (Stabsichtigkeit), Presbyopie (Altersweitsichtigkeit) und andere beseitigen konnte, so dass die Patienten nach dem Abschluss der Behandlung wieder ohne Brille sehen konnten. Häufig konnten seine Patienten dann auch wieder besser hören oder riechen.

Bei manchen Patienten dauerte es nur eine Stunde, bis sie wieder perfekt sehen konnten. Das waren aber die seltenen Ausnahmen. Bei anderen dauerte es Monate oder sogar ein ganzes Jahr. In dieser Zeit mussten die Patienten die Augenübungen regelmäßig machen. (Das war der Punkt, an dem ich gescheitert bin). Aber jeder, der lange genug übt, wird geheilt. Interessant in diesem Zusammenhang ist noch die Erkenntnis von Dr. Bates, dass es bei der Verbesserung der Sehkraft keine Grenze nach oben gibt. Wenn seine Patienten wieder ohne Brille sehen konnten, und trotzdem weiter übten, verbesserte sich deren Sehkraft noch weiter. Das ging so weit, dass eine Patientin in der Lage war, die Jupitermonde mit bloßem Auge zu sehen. Er selbst stellte sich zur Kontrolle mit dem Teleskop neben die Patientin, um deren Behauptung zu überprüfen.

Einige Übungen, die ich selbst ein paar Wochen praktiziert habe, möchte ich nun vorstellen. Dazu benötigen Sie einen sogenannten Snellen Chart. Diesen können Sie einfach mit Google suchen und auf ein A4 Blatt drucken. Am besten drucken Sie sich gleich zwei aus. Es ist wichtig, dass die Buchstaben auf dem Snellen Chart richtig schwarz sind. Also falls nötig, vorher neue Patronen in den Drucker machen.

Vorab nochmals zur Erinnerung: Jede Art von Fehlsichtigkeit beruht auf der Verspannung der äußeren Augenmuskeln. Deshalb ist bei allen nachfolgenden Übungen das wichtigste Gebot, dass die Augen entspannt sein müssen. Also alle Übungen müssen ohne jegliche Anstrengung durchgeführt werden. Entspannung der äußeren Augenmuskeln verbessert das Sehen, Anspannung verschlechtert das Sehen!

Übung Palming:

Dazu müssen Sie sich hinsetzen und die Augen schließen. Zusätzlich sollen die Augen noch mit den Handflächen abgedeckt werden, so dass Sie nur noch vollkommenes Schwarz sehen. Die Handflächen dürfen keinen Druck auf die Augen ausüben und die Finger beider Hände sollen sich auf der Stirn kreuzen. Versuchen Sie sich, währenddessen an ein vollkommenes Schwarz zu erinnern, z. B. das Schwarz eines gedruckten Buchstabens. Je länger Sie bei dieser Übung ein reines Schwarz bei vollkommener Entspannung sehen können, desto besser entspannen Sie Ihre Augen und desto effektiver ist die Übung. Wenn Sie es geschafft haben, bei der Übung Ihre Augen zu entspannen, und direkt danach auf ein Snellen Chart blicken, dann können Sie vielleicht für einen kurzen Augenblick die Buchstaben besser sehen. Dies kann auch nur für den Bruchteil einer Sekunde sein. Diese kurzzeitige Verbesserung gibt ihnen das Gefühl, dass es tatsächlich funktioniert.

Übung zentrale Fixierung:

Auf der Netzhaut gibt es einen kleinen Bereich mit besonders vielen Sehnerven, die Sehgrube oder Fovea centralis. Nur mit diesem Bereich können wir gestochen scharf sehen. Dieses gestochen scharfe Sehen umfasst nur einen kleinen Teil unseres Sehfeldes, alles andere sehen wir weniger scharf. Wenn wir mit gesunden Augen ein Buch lesen, können wir nur zwei Buchstaben gleichzeitig mit der Sehgrube wahrnehmen. Bei der Weitsichtigkeit versuchen wir, das ganze Wort oder den ganzen Satz gleichzeitig zu sehen. Dabei strengen wir uns sehr an, was die Augenmuskeln immer weiter verspannt, und somit die Sicht verschlechtert. Wir müssen die zentrale Fixierung wieder erlernen. Auch hier gilt: Die einzige Ursache ist die Verspannung der äußeren Augenmuskeln.
Um die zentrale Fixierung wieder zu erlernen, müssen wir uns als erstes bewusst machen, dass wir nicht das am schärfsten sehen, worauf wir direkt blicken. Wir müssen uns darüber klar werden, dass wir die Objekte, die wir am Rand unseres Sehfeldes nur indirekt wahrnehmen, gleich gut oder sogar schärfer sehen, als das worauf wir direkt blicken. Das ist nicht normal, es müsste genau umgedreht sein. Alleine dieses bewusst machen, worin unser Problem

liegt, hat in einigen Ausnahmefällen bereits zur Heilung geführt.

Dieses am Rande besser sehen als das, worauf man direkt blickt, habe ich auch bei mir selbst feststellen können. Wenn ich meine Augen für einige Sekunden schließe und entspanne, und dann direkt nach dem Öffnen der Augen auf einen Text in circa 30 cm Entfernung entspannt leicht nach oben blicke. Dabei kann ich für einen kurzen Augenblick den Text richtig scharf sehen, obwohl ich ansonsten eine Lesebrille brauche. Alleine diese Erkenntnis ist unglaublich faszinierend. Ich spürte, dass an den Aussagen von Dr. Bates was dran sein musste.

Die Übung zur zentralen Fixierung besteht nun darin, sich als erstes bewusst zu machen, dass dieses Sehen verkehrt herum ist. Statt am Rande zu sehen, müssen wir das scharf sehen, worauf wir direkt blicken. Indem wir unseren Blick hin und her schweifen lassen, zwischen dem „scharfen Rand“ und der „unscharfen Mitte“ wird uns das bewusst. Als nächstes müssen wir den Abstand zwischen dem scharfen Rand und der unscharfen Mitte immer weiter verkleinern, bis wir in der Mitte wieder richtig scharf sehen können. Dies ist eine Übung aus einer ganzen Reihe von Übungen aus dem Buch von Dr. William Horatio Bates, „Better eyesight without glasses“. Das heißt aber nicht, dass Sie die ganze Bandbreite an Übungen machen müssen. Sie müssen nur herausfinden, welche Übungen bei Ihnen am besten funktionieren, und dieses dann regelmäßig absolvieren, am besten täglich. Und zwar so lange, bis Sie wieder richtig ohne Brille sehen können.

Übung: Sich die Farbe Schwarz perfekt vorstellen:

Gesunde Augen sehen die Farbe Schwarz in jeder Entfernung und bei allen Lichtverhältnissen immer als tiefes Schwarz. Wer aber beispielsweise Weitsichtig ist, der sieht Schwarz nur in einiger Entfernung als tiefes Schwarz. Nähere schwarze Objekte sieht er dunkelgrau. Nehmen Sie zwei Snellen Charts und kleben einen an die Wand in 4 Meter Entfernung und einen zweiten Chart in einem Meter Entfernung. Wechseln Sie zwischen dem großen E der beiden Charts hin und her. Dabei werden Sie feststellen, dass bei Weitsichtigkeit das entferntere E schwärzer erscheint als das nähere. Obwohl es ja identische Ausdrucke sind. Im nächsten Schritt stellen Sie sich vor, dass Sie beim Hin- und Her wechseln auch das nähere E genauso tiefschwarz sehen wie das entferntere. Wenn Sie es schaffen, das nähere E richtig schwarz zu sehen, dann sind ihre Augen entspannt und sehen scharf.

Das waren einige Beispiele, wie Sie mit Augenübungen ihre natürliche Sehkraft wieder erlangen können. An dieser Stelle fällt es mir schwer, Sie dafür zu motivieren, weil ich es ja selbst nicht durchgezogen habe. Nur soviel: Laut Dr. Bates kann jeder sich von seiner Fehlsichtigkeit selbst heilen, sofern er die Übungen lange genug durchführt.

12 Der nächtliche Jungbrunnen

Morgens aufwachen und jünger sein, was für ein Traum.
Ist Ihnen schon einmal aufgefallen, dass ältere Menschen weniger schlafen? Die gängige Antwort auf dieses Phänomen lautet: Im Alter braucht man eben weniger Schlaf. Stimmt das wirklich? Oder steckt vielleicht etwas ganz anderes dahinter?
Melatonin gilt als das Schlafhormon schlechthin. Und just dieses Hormon wird mit dem Alter immer weniger von der Zirbeldrüse produziert. Vom 20. bis zum 60. Lebensjahr sinkt die allabendliche Melatoninproduktion um 80 %.
Jetzt brauchen Sie nur noch eins und eins zusammenzählen, dann wissen Sie, warum die älteren Herrschaften so schlecht schlafen.

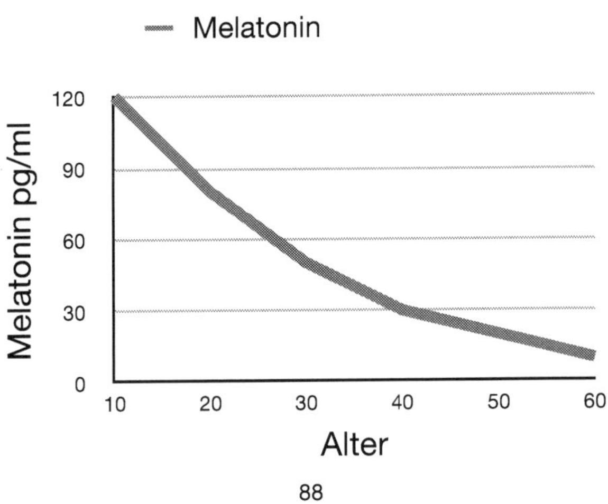

Die Wissenschaftler William Regelson und Walter Pierpaoli haben ihr Leben damit verbracht, das Hormon Melatonin zu erforschen. Zum Glück haben sie am Ende ihrer Karriere ein Buch darüber geschrieben. Melatonin, so fanden sie heraus, ist ein regelrechter Jungbrunnen. Melatonin wirkt adaptiv, also nur dort, wo es gebraucht wird. Es wirkt auf alle Organe und steuert andere Hormone. Hormone steuern praktisch alle unsere Körperfunktionen. Und Melatonin wiederum steuert viele Hormone.

Laut Pierpaoli und Regelson ist die Zirpeldrüse das zentrale Organ für die Alterung. Es fährt den Melatoninspiegel mit dem Alter herunter, und leitet somit den Alterungsvorgang ein. Mit einer Melatonineinnahame können wir diesen Vorgang stoppen. Dabei stärkt es die Immunfunktion, senkt den Cholesterinspiegel im Blut, schützt vor den negativen Auswirkungen von Stress, stärkt das Herz, reduziert das Krebsrisiko, erhöht den Energielevel und trägt zu einem guten Schlaf bei. Die Mikronährstoffaufnahme durch den Darm verschlechtert sich im Alter. Melatonin hilft, Vitamine und Mineralien wieder besser über den Darm aufzunehmen.

Dazu ein Zitat aus dem Buch „Melatonin Miracle“ von den Wissenschaftlern William Regelson und Walter Pierpaoli:

„Wir glauben, dass das wirklich Bemerkenswerte an den Entdeckungen in Bezug auf Melatonin und die Zirbeldrüse darin besteht, dass wir jetzt den Schlüssel haben, um den degenerativen Krankheiten, die normalerweise mit dem Altern einhergehen, einen Schritt voraus zu sein. Indem Sie nur eine sehr kleine Dosis Melatonin einnehmen, gerade genug, um Ihren Melatoninspiegel wieder auf den Stand zu bringen, den Sie in Ihren Zwanzigern hatten, können Sie Ihren Körper und jedes seiner wesentlichen Systeme so synchronisiert funktionieren lassen, wie Sie es in Ihrer Jugend getan haben."[2]

Wenn wir Melatonin abends vor dem Schlafengehen einnehmen, dann ist das so, wie es unser Körper in jungen Jahren erlebt hat. Und folglich verändern sich viele Körperfunktionen in Richtung Jugend. Auch hier kann ich nur sagen: Probieren geht über studieren. Ihr eigener Körper gibt Ihnen in diesem Fall eine schnelle Rückmeldung – zumindest was den Schlaf und den Energielevel angeht.

Als Dosis empfehlen die beiden Forscher:
45–54 Jährige 1 bis 2 mg
55–64 Jährige 2 bis 2,5 mg
65–74 Jährige 2,5 bis 5 mg
Über 75 Jährige 3,5 bis 5 mg

Wenn Sie sich zusammen mit dem Melatonin noch eine Abführtablette einwerfen, dann schlafen Sie wie ein Baby :-) Nein, natürlich nicht, das war ein Witz.

---

2 Pierpaoli/Regelson, Melatonin Miracle, New York, 1995, S. 86

Leider können Sie Melatonin in Deutschland nicht einfach im Supermarkt kaufen, so wie das in den USA der Fall ist. Dort können Sie einfach bei Walmart beispielsweise Melatonin von der Fa. Swanson kaufen. Rezeptfrei bekommen Sie es in Deutschland nur mit Dosierungen von 0,5 Milligramm. Nach den Forschungsergebnissen von Regelson/ Pierpaoli ist das aber zu niedrig, um die positiven Wirkungen herbeizuführen. Also müssen Sie in eine Arztpraxis gehen, sich fünf Stunden ins Wartezimmer setzen, und dann den Arzt beknien, dass er Ihnen den jugendbringenden Stoff verschreibt. Ärzte sind aber in der Regel nicht davon begeistert, wenn Sie in die Praxis kommen und ohne weitere Untersuchung einfach ein selbst entdecktes Medikament haben wollen. Wie dem auch sei –.
Nein, ich empfehle Ihnen jetzt nicht bei eBay von einem namhaften amerikanischen Hersteller einfach für zehn Euro 120 Melatoninkapseln zu kaufen, weil das nicht erlaubt ist.

Wie so oft sind solche preiswerten und gesundheitsfördernden Substanzen, der Pharmaindustrie ein Dorn im Auge. Und deshalb werden fragwürdige Studien bemüht, um die Wirkung natürlicher Stoffe wie Melatonin zu torpedieren. Komisch, wie kann ein Stoff gesundheitsschädlich sein, wenn ihn die Evolution selbst hervorgebracht hat, und ihn durch die menschliche Zirpeldrüse lebenslang produziert?

Erklärtes Ziel der Forscher Regelson/Pierpaoli war es, ihre Erkenntnisse durch ihr Buch „Melatonin Miracle“ in die Welt hinauszutragen, so dass möglichst viele Menschen davon profitieren können. Leider sind sie in Europa damit gescheitert.
Melatonin verursacht keine Nebenwirkungen in der Art, dass es die körpereigene Produktion beeinträchtigt, ganz im Gegenteil, es animiert die Zirbeldrüse selbst wieder mehr von dem Hormon zu produzieren. Auch andere Nebenwirkungen sind nicht bekannt, solange Sie sich an die empfohlene Dosierung halten.

Pierpioli jedenfalls ist jetzt 90 und Regelson 98, beide nehmen seit ca. 1990 Melatonin laut ihrem Buch. Damit liegen sie mit ihrem Alter jetzt bereits schon weit über der durchschnittlichen Lebenserwartung für Männer. Dadurch kann man zumindest ableiten, dass sie mit ihren Aussagen nicht ganz verkehrt lagen, um es mal vorsichtig auszudrücken.
Auch die Mitarbeiter in ihrem Labor nehmen es und die Wissenschaftler empfehlen es auch ihren Familien. Sie sind ihrer eigenen Aussage entsprechend davon überzeugt, dass Melatonin der Schlüssel zu Gesundheit und Langlebigkeit ist.

13 So holen Sie sich Ihre Prostatagesundheit zurück

Der Wecker zeigt 02:30 Uhr, ich liege seit Stunden schlaflos im Bett. Der ganze Unterbauch schmerzt. Es ist ein drückendes, dumpfes Gefühl im Blasenbereich, das über den ganzen Bauchbereich ausstrahlt. Eine Wärmflasche bringt leichte Linderung, aber nur kurzzeitig. Vielleicht gehe ich mal auf die Toilette. Ich sitze mitten in der Nacht auf der Toilette und warte, dass es losgeht. Pinkeln war doch mal so einfach. Aber jetzt ist Geduld angesagt. Dann geht es los, kaum fühlbar, kein Druck, kein Strahl wie früher. Nur ein Tröpfeln, ein dünner druckloser Strahl, der sich ständig mit Tröpfeln abwechselt. Nur noch zwei Tage durchhalten sage ich mir, dann gehe ich in die Urologie zur jährlichen Routinekontrolle. Dann ist es soweit. Die Arzthelferin nimmt mir Blut ab. Ein Plastikbecher soll ich füllen mit Urin, aber bitte nur den Mittelstrahl. Welcher Strahl, denke ich? Endlich untersucht mich der Urologe, er zieht sich Latexhandschuhe über und ich soll mich vor die Liege stellen und mit den Ellenbogen darauf abstützen. Jetzt wird es kurz unangenehm, meinte er. Er sollte recht behalten.

„Sie müssen 5 Tage lang ein Antibiotikum einnehmen und dann ein Alphablocker namens Tamsulosin, für den Rest ihres Lebens.“, sagte der Arzt. „Muss das sein?“, fragte ich. „Ja, es gibt keine Alternative. Wenn Sie das nicht nehmen, breitet sich Ihre Blasenentzündung auf andere Organe aus, und dann wird es richtig schlimm.“, entgegnete der Arzt.

Das beste daran: Es gibt nur Packungsgrößen mit 100 Stück. Und jeden Tag muss ich eine davon einnehmen. Also muss ich ab jetzt alle drei Monate zum Hausarzt gehen und mir die Pillen verschreiben lassen, und das lebenslang. Könnte das damit zu tun haben, dass Arztpraxen jeden Patienten ein Mal pro Quartal abrechnen dürfen? Wie dem auch sei. Jedenfalls ist es ein großer Zufall, dass die einzig verfügbare Packungsgröße aller Hersteller, mit der Abrechnungsperiode der Arztpraxen übereinstimmt.

So nahm ich zwei Jahre lang das Medikament Tamsulosin ein. Anfangs war die Wirksamkeit durchaus zufriedenstellend, aber im Laufe der Zeit wirkte das Medikament immer weniger. Deshalb fing ich an zu recherchieren, was die nächste Stufe sein könnte. Finasterid schien die Lösung zu sein, zusätzlich zu Tamsulosin. Und die Nebenwirkungen addieren sich dann. Und wenn das nicht hilft, kann man immer noch operieren. Dafür gibt es über zehn Operationsverfahren, die Komplikationen, die dabei entstehen können, lesen sich wie ein Horrorroman.

Ich möchte Ihnen mit diesem Buch helfen, Ihre Lebensqualität im Alter zu verbessern, damit Sie sich dadurch wieder jünger fühlen. Eine vergrößerte Prostata ist definitiv ein Lebensqualitäts-Killer. Und die gängigen Medikamente können daran wegen ihrer Nebenwirkungen nicht viel ändern. Es ist die Wahl zwischen Pest und Cholera.

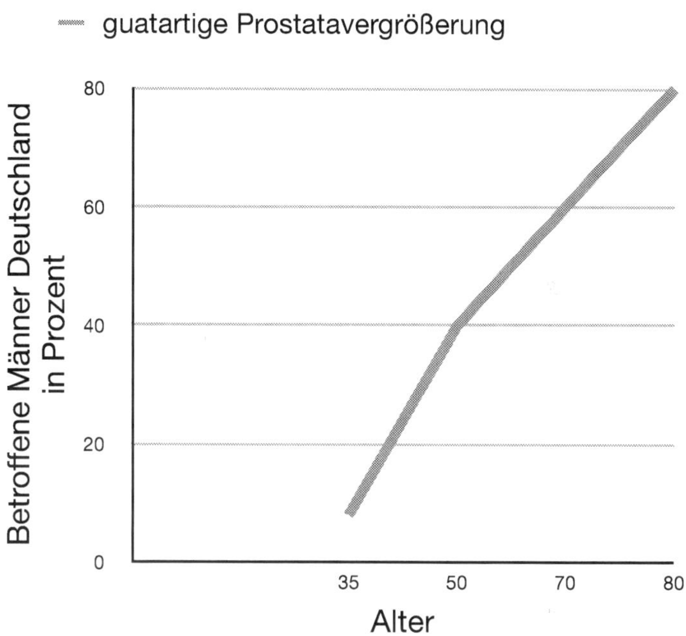

Ich möchte keineswegs die Schulmedizin schlechtreden. Es gibt viele Situationen, in denen sie unverzichtbar ist und viele Vorteile bietet beispielsweise in akuten Notfällen. Wenn Sie einen Herzinfarkt haben, dann brauchen Sie schnelle medizinische Hilfe, da kann nicht Ihr Nachbar mit einem Kräutertee helfen. Also die Schulmedizin ist wichtig, aber blind darauf vertrauen kann auch nicht die Lösung sein.

Ist in Sachen gutartiger Prostatavergrößerung der schulmedizinische Weg wirklich alternativlos? Ich suchte Ernährungsstudien und Medizinstudien zu dem Thema, las viele Bücher. Dann kam der Wendepunkt mit dem Buch von Steven Harrod Buhner, „Natural Remedies for Low Testosterone: How to Enhance Male Sexual Health and Energy“.

Buhner listet darin drei Kräuter auf und Omega 3 plus Zink. Diese Mittelchen sollen die pharmazeutischen Medikamente in Sachen Prostatavergrößerung überflüssig machen. Sobald sich eine Besserung einstellt, so Buhner, könne man die Mittelchen reduzieren.

Aber es gab noch ein Problem: Ich wollte meine ganze Gesundheit zurück haben und nicht nur ein bisschen. Also recherchierte ich weiter.

Was ist eigentlich der Unterschied zwischen einem patentierten synthetischen Medikament und einem natürlichen Stoff? Das patentierte Medikament wurde von der Pharmaindustrie entwickelt und kommt in der Natur nirgendwo vor. Weil es in der Natur nirgendwo vorkommt, kann sich die Pharmaindustrie den Stoff als ihre eigene Schöpfung patentieren lassen. Das Problem dabei ist nur: Ihr Körper kann diesen künstlichen Stoff nicht richtig verarbeiten. Das ist so ähnlich, als wenn Sie eine Plastiktüte in den Ozean werfen. Es ist ein künstlicher Stoff, und die Evolution hat dafür nie irgendwelche Bakterien geschaffen, die diesen künstlichen Stoff abbauen können. Die negativen Auswirkungen, die dadurch entstehen, werden uns oft erst Jahrzehnte später richtig bewusst.

Als ich mit dem Tamsulosin begonnen habe, verspürte ich bereits nach zwei Tagen eine Verbesserung. Das zeigt, welche Hämmer pharmazeutische Medikamente meistens sind. Die natürlichen Substanzen dagegen wirken in der Regel viel langsamer, teils erst nach sechs oder sogar zwölf Wochen. Als ich begann, die alternativen Produkte einzunehmen, nahm ich parallel dazu noch das Tamsulosin für drei Wochen ein. Ich spürte, wie der Urinfluss allmählich besser wurde. Nach den besagten drei Wochen ließ ich das Tamsulosin dann weg. Weil ich meine Excel-Bewertungsmatrix mit den Prostatasymptomen ständig weitergeführt habe, kann ich heute sagen, dass die Beschwerden entweder ganz verschwunden sind oder deutlich besser sind. Und zwar im Vergleich zu den letzten Wochen, als ich ausschließlich das Tamsulosin einnahm.

Hier nun endlich die vielbeschworenen Mittelchen:

Zink

Die Prostata ist das Organ mit der höchsten Zinkkonzentration im Körper, deshalb sollte ein Zinkmangel in jedem Fall vermieden werden. Um dies zu gewährleisten, sollten ältere Männer täglich ein Zinkpräparat einnehmen. Ich selbst nehme täglich 100 mg Zinkcitrat ein, da der Zinkanteil darin bei 31 % liegt, entspricht das 31 mg Zink pro Tag. Das ist die doppelte Menge dessen, was die deutsche Gesellschaft für Ernährung als maximale Einnahme pro Tag empfiehlt, allerdings gilt diese Einnahmeempfehlung für gesunde Männer. Wenn Sie aber ein Problem mit der Prostata haben, dann sind Sie nicht gesund. Buhner empfiehlt in seinem Buch sogar 50 mg pro Tag. Wie bereits erwähnt, nehme ich selbst Zinkcitrat, da kostet ein 100 g Beutel um die sieben Euro. Bei einer Dosis von 100 mg pro Tag reicht das über viele Jahre, also ein sehr preiswertes Mittel. Außerdem habe ich festgestellt, dass ich nach der Einnahme meist etwas müde werde, deshalb habe ich die Zinkeinnahme auf abends verlegt.

Omega 3

Wie im Abschnitt Low-Carb bereits erwähnt, wirkt Omega 3 entzündungshemmend und sollte schon deshalb täglich eingenommen werden. Viele Studien und Bücher beschreiben aber auch ganz direkt die positive Wirkung von Omega 3 auf die Prostata. Ich esse jeden zweiten Tag Fisch, meine Favoriten sind geräucherte Makrele, Wildlachs und Hering. Zusätzlich nehme ich täglich noch drei Kapseln Omega-3-Fettsäuren ein. Wildlachs ist nicht gerade ein Schnäppchen, am günstigsten ist der pazifische Tiefkühlwildlachs. Im mittleren Preissegment liegt Räuchermakrele, von der esse ich am meisten.
Leinsamenschrot, auch ein Omega-3-Lieferant, ist dagegen äußerst preiswert.

Brennnesselwurzel

Wer hätte das gedacht? Die normale Brennnessel, die bei uns vielerorts als Unkraut wächst, ist in Wirklichkeit ein Heilkraut, um eine vergrößerte Prostata wieder kleiner zu machen. Die Brennneselwurzel verkleinert die Prostata in ähnlichem Umfang wie das Medikament Finasterid, allerdings ohne Nebenwirkungen. Häufig werden Brennnesselkapseln als Extrakt angeboten mit unterschiedlichen Extraktverhältnissen, von 5–50 findet sich alles Mögliche. Ich weiß nicht, was bei solchen Extraktionsverfahren am Ende von dem Kraut tatsächlich noch übrig ist. Deshalb verwende ich immer Kapseln ohne Extrakt, also einfach die getrocknete und zermahlene Brennnesselwurzel. Achten Sie darauf, dass Sie Kapseln mit Brennnesselwurzel erhalten und nicht mit Brennnesselblättern. Meine Dosierung liegt bei zwei 500 mg Kapseln täglich, eine morgens und eine abends.

Sägepalmenbeere

Die Sägepalme wächst hauptsächlich in Florida. Sie wirkt auf vielfältige Weise auf die Prostata ein und verbessert dadurch den Urinfluss. Die Wirkung beginnt aber erst nach rund sechs Wochen und wird umso stärker, je länger das Kraut eingenommen wird. Auch hier ist es wichtig, die Sägepalmenbeere einzunehmen und nicht etwa die Wurzeln oder Blätter. Ebenso wie bei der Brennnessel ist es mir wichtig, die getrocknete und gemahlene Beere in Form einer Kapsel einzunehmen, anstelle einer nebulösen Extraktion. Meine Dosierung liegt bei zwei 540 mg Kapseln täglich, eine morgens und eine abends. Woher ich weiß, dass die natürliche Beere besser ist als ein Extrakt? Das sagt mir mein gesunder Menschenverstand!

Roggenpollen

Roggenpollen werden schon seit Jahrzehnten erfolgreich bei der gutartigen Prostatavergrößerung eingesetzt. Ich konnte bisher die Roggenpollen nur als rezeptfreies, apothekenpflichtiges Arzneimittel finden. Es wird unter dem Namen Pollstimol verkauft. Der Anteil an Roggenpollen liegt bei 92 %. Ich nehme täglich 3 Kapseln.

L-Arginin

L-Arginin ist eine Aminosäure, also ein Protein, das in vielen Lebensmitteln vorkommt, beispielsweise in Erbsen oder Linsen. L-Arginin ist relativ unbekannt zur Behandlung bei einer gutartigen Prostatavergrößerung. Mir ist aufgefallen, dass die Wirkung von Tamsulosin darin besteht, die glatte Muskulatur zu entspannen und damit eben auch die Blase und den Harntrakt. Als Nebenwirkung wird die Senkung des Blutdrucks angegeben, was für einen Alphablocker typisch ist. Irgendwo las ich dann, dass die Aminosäure L-Arginin auch über die Entspannung der glatten Muskulatur den Blutdruck senkt, allerdings auf eine natürliche Weise. Dann fand ich eine japanische Studie, in der genau die Auswirkung von L-Arginin auf den Urinfluss bei einer gutartigen Prostatavergrößerung untersucht wurde. Lange Rede kurzer Sinn: L-Arginin erhöht den Urinfluss und verringert die Restharnmenge nach dem Toilettengang. Grund genug für mich, ab sofort täglich ein Teelöffel L-Arginin einzunehmen, ich rühre es einfach in ein Glass heißes Wasser ein. Es hat noch weitere gesundheitliche Vorteile und ist sehr preiswert. 1000 Gramm gibt es für 17 Euro, somit reicht es bei einem Teelöffel pro Tag ein knappes halbes Jahr.

Progesteron

Da fast alle Männer ab einem höheren Alter von einer gutartigen Prostatavergrößerung betroffen sind, geht die Wissenschaft davon aus, dass das Problem mit der verringerten Hormonproduktion in zunehmendem Alter zusammenhängt.

Der Frage ging vor 30 Jahren der Arzt Dr. John Lee aus Kalifornien nach, über seine Erkenntnisse schrieb er gleich mehrere Bücher. Er fand heraus, dass der altersbedingte Rückgang des Hormons Progesteron zu einem Hormonungleichgewicht führt. Und zwar auch bei Männern. Über Progesteron wird fast immer nur im Zusammenhang mit Frauen geforscht und berichtet. Dr. Lee jedoch erkannte, dass der Progesteronrückgang bei Männern die Prostata wachsen lässt. Progesteron ist der natürliche Wachstumshemmer für die Prostata.
Er verabreichte in seiner Praxis 20 Jahre lang seinen Patienten Progesteron und stellte dazu drei Regeln auf:
1. Hormontest
Bevor Sie ein Steroidhormon wie Testosteron, Progesteron oder Östrogen einnehmen, müssen Sie Ihren aktuellen Hormonstatus feststellen. Das ist notwendig, weil Sie sonst keine Dosierung bestimmen können. Der Hormontest soll-

te immer als Speicheltest durchgeführt werden. Bei Ebay oder Amazon werden solche Tests von Laboren angeboten. Für jeden Wert, den Sie bestimmen wollen, müssen Sie mit rund 25 € rechnen. Den Speicheltest können Sie einfach zu Hause durchführen. Dann schicken Sie das Test-Kit zurück an das Labor. Innerhalb weniger Tage erhalten Sie das schriftliche Ergebnis.

2. Nur bioidentische Hormone

Verwenden Sie ausschließlich bioidentische Hormone. Diese kennt Ihr Körper und sind deshalb in der richtigen Dosierung für Ihren Körper eine Wohltat. Synthetische Hormone dagegen haben viele Nebenwirkungen, und können sogar richtig gefährlich sein. Verwenden Sie bioidentische Progesteroncreme anstatt Pillen, weil dadurch das Progesteron besser aufgenommen wird.

3. Dosierung

Stellen Sie mit der Hormonanwendung das Hormonniveau eines jungen Erwachsenen wieder her. Es geht weniger um die absoluten Hormonwerte als vielmehr um das Verhältnis Progesteron zu Estradiol. Dr. Lee macht dieses Missverhältnis unter anderem für das altersbedingte Prostatawachstum verantwortlich. Das Verhältnis beträgt bei jungen Erwachsenen circa 300:1, bei älteren Männern meist nur 30:1. In der richtigen Dosierung gilt bioidentisches Progesteron als sehr sicher in der Anwendung. Progesteron wirkt bei Männern nicht feminisierend, also nicht verweiblichend, wie häufig behauptet wird. Laut Dr. Lee ist bei den meisten älteren Männern eine Dosierung von 4–12 mg Progesteroncreme perfekt. Die meisten Progesteroncremes dosieren Sie mittels Pumpstoß aus einer kleinen Plastikflasche. Dabei kommen üblicherweise pro Pumpstoß 20 mg Progesteroncreme heraus. Es kommen natürlich mehr als 20 mg Creme heraus, aber in der Creme sind dann 20 mg Progesteron enthalten. Als Mann brauchen Sie also nur einen halben Pumpstoß für rund 10 mg Progesteron, oder einen viertel Pumpstoß für 5 mg – Letzteres entspricht ungefähr einem Tropfen. Die Creme tragen Sie am einfachsten auf die Innenseite der Unterarme auf.

Yams ist eine tropische Pflanze, im Aussehen erinnert sie mich an unser heimisches Efeu. Bioidentisches Progesteron kann im Labor aus Yams hergestellt werden. Auf der Verpackung steht dann meist Progesteron aus wildem Yams. Aber Vorsicht: Es gibt im Internet auch reine Yamscreme zu kaufen, also ohne Progesteron, diese jedoch kann vom Körper nicht selbständig in Progesteron umgewandelt werden. Dies führt manchmal zu Verwechslungen.

Ähnlich wie Melatonin ist bioidentisches Progesteron in Deutschland rezeptpflichtig und somit nicht frei verkäuflich. In den USA dagegen können Sie beispielsweise Now Progesteroncreme einfach bei Walmart aus dem Regal schnappen. Auch in einigen europäischen Staaten ist es entweder frei verkäuflich oder in einer Apotheke erhältlich. Das soll keine Empfehlung sein, weil es in Deutschland ja wie gesagt rezeptpflichtig ist. Offenbar haben andere Länder mehr Vertrauen in ihre Bürger.

Natürlich wäre es das Beste, wenn Sie all diese Dinge mit Ihrem Hausarzt besprechen und von ihm die ganze Therapie durchführen lassen würden. Es ist aber mehr als fraglich, ob er davon gehört hat und ob er willens und geneigt ist, sich damit auseinanderzusetzen. Lassen Sie sich dabei aber auf keinen Fall ein synthetisches Progesteron einreden. Bestehen Sie auf ein bioidentisches Progesteron. Es ist Ihr Körper und Ihre Gesundheit!

Melatonin

Über die vielen Vorzüge von Melatonin habe ich in einem früheren Kapitel bereits berichtet. Deshalb geht es hier nur um den Zusammenhang zwischen Melatonin und gutartiger Prostatavergrößerung. Auch dazu haben die Wissenschaftler Regelson/Pierpioli Experimente mit Mäusen durchgeführt. Sie fanden heraus, dass bei Mäusen die Reduzierung von Melatonin die Prostata wachsen lässt, und durch die Gabe von Melatonin verkleinerte sich deren Prostata wieder auf eine normale Grösse. Für mich klingt der Zusammenhang plausibel, da wie bereits erwähnt die meisten Forscher davon ausgehen, dass die Prostata wegen der Hormonveränderung im Alter zu wachsen beginnt. Und da Melatonin wiederum viele andere Hormone steuert, ist dieser Zusammenhang schlüssig.

Zur Dosierung hier nochmal die Empfehlungen von Walter Pierpioli und William Regelson:

45–54 Jährige 1 bis 2 mg
55–64 Jährige 2 bis 2,5 mg
65–74 Jährige 2,5 bis 5 mg
Über 75 Jährige 3,5 bis 5 mg

Nicht jede Substanz wirkt bei jedem Menschen exakt gleich. Das liegt unter anderem auch daran, dass nicht jeder exakt den gleichen Nährstoffmangel hat. Jeder ernährt sich anders, und auch die Mikronährstoff-Aufnahme im Darm ist bei jedem anders. Aus diesem Grund verlasse ich mich nicht auf ein oder zwei Kräuter, sondern ich schöpfe das gesamte verfügbare Spektrum aus. Und da die Nebenwirkungen bei diesen Nahrungsergänzungsmitteln bei mehr oder weniger null sind, gehe ich auch kein Risiko ein. Jedenfalls kein größeres, als wenn ich ein synthetisches Medikament einnehme. Ich möchte das Prostataproblem ein für alle Mal aus dem Weg räumen, und das auch so schnell wie möglich. Darum nehme ich jeden Tag die zuvor beschriebenen Produkte ein.

Als ich noch das Tamsulosin eingenommen habe, hatte ich beispielsweise bei einer vollen Blase immer Schmerzen, und ich musste zeitnah eine Toilette aufsuchen und die Blase entleeren. In meiner Bewertungsmatrix hatte ich eine Vier eingetragen unter „Schmerzfreiheit volle

Blase“ (Ich vergab immer Punkte von 1 bis 10). Vier Monate, nach dem ich auf die oben aufgeführten natürlichen Substanzen umgestellt hatte, stand in meiner Bewertungsmatrix eine Zehn, also schmerzfrei – und das alles ohne Nebenwirkungen. Das nenne ich eine Verbesserung der Lebensqualität. Und weil die volle Blase keine Schmerzen mehr verursacht, kann ich genau wie früher einfach mal eine Stunde warten, bis sich eine Pinkelmöglichkeit ergibt.

Im Laufe der Zeit ist mir auch noch aufgefallen, dass das Pinkeln immer dann schlechter ging, nachdem ich ein Bier getrunken hatte. Hopfen gehört zu den Pflanzen, mit dem höchsten Östrogenanteil. Es könnte damit zusammenhängen. Jedenfalls empfehle ich jedem, der an einer Prostatavergrößerung leidet, auf Bier zu verzichten.

Ein Wort noch zu Prostatakrebs: Eine gutartige Prostatavergrößerung ist häufig eine Vorstufe zu Prostatakrebs. Und weil Prostatakrebs in Deutschland mittlerweile die häufigste Krebsart bei Männern ist, ist es sinnvoll, eine vergrößerte Prostata mit allen verfügbaren Mitteln zu bekämpfen. Vorbeugen ist immer besser als heilen!

Der Begriff gutartige Prostatavergrößerung ist gleichbedeutend mit dem lateinischen Begriff „benige Prostatahyperplasie“ kurz BPH –Englisch: Benign prostatic hyperplasia (BPH)

14 Was ist Ihr Ikigai?

Als wir noch jung waren, planten wir ständig für unsere Zukunft. Und wir freuten uns darauf. Als Kind wollten wir Radfahren lernen, Schwimmen lernen und gute Noten in der Schule bekommen. Wir wollten Freunde finden, ein Moped kaufen, den Führerschein machen, das erste eigene Auto fahren und das erste richtige eigene Geld verdienen. Den ersten eigenen Urlaub mit einem Freund oder einer Freundin machen.

Dann später wollten wir die Schule abschließen, einen Beruf erlernen, wir wollten eine eigene Wohnung beziehen. Wir wollten heiraten, Kinder bekommen, ein Haus bauen, uns vielleicht selbständig machen.

Es gab so viele gute Gründe, für die es sich gelohnt hat zu leben. Und wir haben uns ständig auf den nächsten großen Schritt gefreut. Das Leben war ein unendliches Aneinanderreihen von neuen Erfahrungen. Die Begeisterung war endlos. Wir wussten immer, warum und wofür wir morgens aufgestanden sind. Wir hatten viele Gründe, warum wir leben wollten.

Viktor Frankl war ein Überlebender des Konzentrationslagers Auschwitz. Als Psychologe schrieb er das lesenswerte

Buch: „Trotzdem ja zum Leben sagen, Ein Psychologe erlebt das Konzentrationslager“. Wie er schrieb, war das Lagerleben unvorstellbar grausam und menschenverachtend. Was die wenigen Überlebenden vor allem auszeichnete, war ihr Traum von einem Leben danach. Wer diese Vision nicht aufrechterhalten konnte, der war verloren.[3]

In den Worten von Viktor Frankl lautete das so:

„Wer an eine Zukunft, wer an seine Zukunft nicht mehr zu glauben vermag, ist hingegen im Lager verloren. Mit der Zukunft verliert er den geistigen Halt, läßt sich innerlich fallen und verfällt sowohl körperlich als auch seelisch.“

Oder an einer anderen Stelle schrieb er:

„Man mußte also den Lagerinsassen, sofern sich hier und da einmal die Gelegenheit hierzu bot, das »Warum« ihres Lebens, ihr Lebensziel, bewußt machen, um so zu erreichen, daß sie auch dem furchtbaren »Wie« des gegenwärtigen Daseins, den Schrecken des Lagerlebens, innerlich gewachsen waren und standhalten konnten. Umgekehrt: wehe dem, der kein Lebensziel mehr vor sich sah, der keinen Lebensinhalt mehr hatte, in seinem Leben keinen Zweck erblickte, dem der Sinn seines Daseins entschwand – und damit jedweder Sinn eines Durchhaltens.“[4]

---

[3] Viktor E. Frankl, Trotzdem ja zum Leben sagen, 2009, München, S. 114

[4] Viktor E. Frankl, Trotzdem ja zum Leben sagen, 2009, München, S. 117

Szenenwechsel:
Die Bewohner auf der japanischen Insel Okinawa gehören zu der Menschengruppe mit der höchsten Lebenserwartung auf diesem Planeten. Insbesondere in der dreitausend Seelen Gemeinde Ogimi im Norden der Insel, gibt es mehr Hundertjährige als sonst irgendwo. Deshalb kamen zwei Männer auf die Idee, den Ort zu besuchen und die Bewohner über deren Lebensweise zu befragen. Nach Abschluss der Forschungsreise schrieben sie ein Buch darüber. Mit dem Buchtitel „Ikigai“ versuchten die Autoren Francesc Miralles und Héctor García (Kirai), ihre Erkenntnisse in ein einziges Wort zu gießen. Ein Ikigai zu haben bedeutet, einen Grund zu haben, wofür es sich zu leben lohnt. Ein Motiv, einen Beweggrund, einen Antriebsgrund – nennen Sie es, wie Sie wollen.

Das verbindende Element der Hundertjährigen von Okinawa und der Überlebenden von Auschwitz war und ist deren „Warum“.

Liebe Leserin, lieber Leser!
Was ist Ihr Ikigai? Was ist Ihr Warum? Welches sind Ihre Ziele? Was wollen Sie in Ihrem Leben noch erreichen? Wenn ich Sie heute Nacht um 3.00 Uhr aufwecke, und frage, warum Sie noch weiterleben wollen, was antworten Sie dann? Hätten Sie überhaupt eine Antwort auf die Frage? Gibt es gerade ein Ziel, auf das Sie zusteuern? Wenn Sie

selbst nicht wissen, warum Sie weiterleben wollen, wer soll es dann wissen. Warum stehen Sie morgens auf? Jetzt sagen Sie bitte nicht, weil Sie nicht mehr liegen können.

Klar, wenn wir älter werden, dann entfallen irgendwann die großen Ziele wie ein Haus bauen oder heiraten, Kinder kriegen sowieso. Das heißt aber keineswegs, dass wir nicht andere, neue, altersangepasste Ziele ins Visier nehmen können.

Egal wie alt Sie jetzt sind, Sie brauchen Ziele ! ! !

Wie wäre es mit einer Fernreise auf einen anderen Kontinent? Eine Fremdsprache erlernen. Einen Tanzkurs besuchen. Den Spagat schaffen. Ihr Wunschgewicht erreichen. Eine mehrtägige Alpenwanderung von Hütte zu Hütte. Yoga erlernen. Ein Musikinstrument erlernen. Ein neues Hobby beginnen.

Begehen Sie jetzt aber nicht den Fehler und setzen sich zu kleine Ziele. Nur wenn die Ziele ausreichend groß sind, bringen Sie den erwünschten Effekt. Deshalb fallen alle Ziele raus, die Sie einfach mal so in ein oder zwei Tagen erreichen können.

Bitte verstehen Sie, dass ich nicht zulassen kann, dass Sie sich an dieser Stelle verweigern. Es geht um ihre Zukunft, um Ihre Gesundheit, ja, es geht um Ihr Leben. Schreiben Sie jetzt sofort drei Ziele auf, die Sie in diesem Jahr noch erreichen oder zumindest beginnen wollen. Denken Sie zurück, welch erhabenes Gefühl es war, als Sie zum ersten mal mit Ihrem eigenen Auto gefahren sind. Es war Ihr Ikigai mit achtzehn Jahren. Und wenn ich heute Nacht um 3.00 Uhr bei Ihnen anrufe, dann erwarte ich eine Antwort!

An welche Aktivitäten können Sie sich erinnern?

Das Leben besteht aus unseren Erinnerungen. An was wir uns nicht erinnern können, das ist auch nicht Teil unseres Lebens. Deshalb kann unser Leben nur dann reichhaltig und erfüllt sein, wenn wir uns an möglichst viele Einzelheiten erinnern können.

Deshalb ist die Zeit, die wir mit Fernsehen verbringen meist verlorene Lebenszeit. Denken Sie mal darüber nach, wie viele Stunden in der Woche Sie vor dem Fernseher sitzen. Die Zeit vor dem TV ist reine Zeitverschwendung. Investieren Sie Ihre Zeit stattdessen in erinnerungsfähige Aktivitäten. Darunter verstehe ich Aktivitäten, an die Sie sich lange Zeit erinnern können. Das sind Dinge, die Sie in der Regel zuvor noch nie gemacht haben also zum Beispiel eine Wanderung in einer Region, in der Sie noch nie waren. Ein Besuch in einem neuen Restaurant, ein Urlaub in einer neuen Region oder einem neuen Land. Besuch eines Musicals, eine Städtereise in einer neuen Stadt, ein Sonntagsbrunch in einem neuen Hotel. Mieten Sie sich ein Cabrio für einen Tag und machen Sie ein Picknick oder besuchen Sie einen Schlosspark irgendwo. Machen Sie eine Probefahrt mit dem Neuwagen Ihrer Träume (Ich mache das jedes Jahr, es ist kostenlos. Und weil die Autohäuser meine Adresse gespeichert haben, bekomme ich jedes Jahr Einladungen, um das neueste Modell Probe zu fahren). Oder beginnen Sie einen Volkshochschulkurs, besuchen Sie eine Messe, die mit ihrem Hobby zu tun hat – es gibt für nahezu jedes Thema eine Messe. All diese Aktivitäten bleiben lange Zeit in Ihrem Gedächtnis hängen und Sie können sich zehn Jahre später noch daran erinnern. Dadurch wird Ihr Leben reichhaltiger und erfüllter.

Je öfter Sie die gleiche Aktivität wiederholen, desto schlechter können Sie sich daran erinnern. Wenn Sie Ihren Urlaub beispielsweise jedes Jahr auf Mallorca im gleichen Hotel verbringen, dann wird es für Sie schwer sein, schon nach drei Jahren die einzelnen Urlaube in der Erinnerung voneinander zu unterscheiden. Sie erinnern sich dann so, als wäre das nur ein einziger Urlaub gewesen. Deshalb ist es so wichtig, immer wieder neue Erfahrungen zu machen, in Form neuer Aktivitäten. Nicht nur, dass Ihr Leben dadurch reichhaltiger wird, auch in Ihrem Gehirn bilden sich dadurch immer wieder neue Verschaltungen. Mehr Verschaltung im Gehirn ist gleichbedeutend mit einer höheren Gehirnleistung.

Jede Stunde vor dem Fernseher dagegen ist tote Lebenszeit. Oder können Sie sich noch an den Krimi erinnern, den Sie vor vier Wochen gesehen haben? Oder an die Nachrichten? Meistens werden Sie durch das TV auch noch negativ geprägt, so dass Sie schlechte Laune bekommen. Die meisten Sendungen im Fernsehen sind negativ und destruktiv. Beispielsweise Nachrichten, Dokumentationen und Krimis, fast alles versetzt Ihr Gemüt in einen negativen Zustand. Selbst in Tierfilmen gibt es dauernd grauenhafte Szenen. Was früher noch als Horrorfilm galt, geht heute schon fast als Comedy durch. Denken Sie mal an den ersten King Kong Film. Das Geschehen, das aus dem Fernseher flimmert wird immer brutaler.

Schützen Sie sich davor und verbringen Sie Ihre kostbare Lebenszeit stattdessen mit schönen Dingen in der realen Welt.
Zum Beispiel tanzen.

15 Das Geheimnis der Jugend

Wussten Sie, dass man aufgrund von Höhlenmalereien weiß, dass die Menschen schon vor 10.000 Jahren tanzten? Aber sicher haben Sie schon gehört, dass es im Tierreich viele Spezies gibt, die Balztänze aufführen. Und wussten Sie, dass Kindergartenkinder zu tanzen beginnen, sobald sie rhythmische Musik hören, selbst dann, wenn sie zuvor noch nie einen tanzenden Menschen gesehen haben. All das kann nur eines bedeuten: Wir müssen tanzen! Tanzen ist ein Ausdruck von Jugend. Und wir wollen jünger sein, also müssen wir tanzen. Denken Sie an die Wechselwirkung zwischen Körper und Geist. Wenn Ihr Körper tanzt, dann weiß Ihr Geist, dass Sie jung sind. Tanzen ist die pure Lebensfreude. Spaß haben, sich jung fühlen, überschäumendes Dopamin und Endorphine, all das bekommen Sie beim Tanzen gratis. Und mit den heutzutage verfügbaren Musik-Streaming Diensten, können Sie sogar jederzeit zu Ihrer Lieblingsmusik tanzen.

Wenn ich zurück denke, wie ich früher mit meinem schwarzen Kassettenrekorder auf dem Küchentisch die Singlecharts am Sonntagnachmittag im Radio gehört habe! Zum Mitschneiden musste ich dann immer schnell die rote Aufnahmetaste gemeinsam mit der schwarzen Playtaste drücken und hoffen, dass der Sprecher nicht mitten im Song reinredet oder mit den Verkehrsnachrichten um die Ecke kommt. Damit bei dem eingebauten Mikrofon auch etwas ankam, musste ich das Radio laut aufdrehen. Nicht selten schrie dann meine Tante von der Stube heraus, dass ich das „gebombe“, wie sie es nannte, leiser machen soll. Natürlich waren die Worte dann auch mit auf der Kassette. Was waren das für Zeiten? Heul! Hat der Moderator reingeredet, musste ich 28-mal-zurückspulen und den Songanfang auf der Kassette suchen, in der Hoffnung, dass es dabei kein Bandsalat gibt. Das muss ein anderes Leben gewesen sein. Und eine andere Zeit, vielleicht Mittelalter oder sowas – wie einfach ist das heute, Spotify sei dank.

Zurück zum Tanzen. Fangen Sie jetzt aber bitte nicht mit Youtube Tanzanleitungen an. Gönnen Sie sich am besten mit Ihrem Partner einen richtigen Tanzkurs in einer Tanzschule. Wenn Sie keinen Partner haben, sucht die Tanzschule einen für Sie. Das zwingt Sie auch, jede Woche hinzugehen und zu tanzen.

Tanzlehrer hierzulande machen eine dreijährige Berufsausbildung. Egal an welchem Punkt Sie mit Tanzen anfangen, der Tanzlehrer nimmt Sie mit. Und ehe Sie sich versehen, tanzen Sie Foxtrott, Salsa, Samba, Wiener Walzer, Cha-Cha-Cha und einiges mehr. Selbst wenn Sie eine Behinderung haben und noch nie in Ihrem Leben getanzt haben. Das einzige Hindernis ist in Ihrem Kopf. Geht nicht, gibts nicht. Ich gehe jede Woche tanzen und das seit über

10 Jahren. Dort sind Übergewichtige, Ungelenkige, 70-Jährige, 20-Jährige, Behinderte und natürlich auch richtige Profis – und alle haben Spaß. Auch ich habe damals bei null angefangen. Wir begannen mit dem Welttanzprogramm. So heißt der Kurs, weil er überall auf der Welt gleich ist. Der Gedanke dahinter ist, dass Sie mit jedem auf der Welt tanzen können, sofern dieser auch in einer Tanzschule tanzen gelernt hat. Heute tanze ich im Platin 6 Kurs mit zwölf Tänzen und über einhundert Figuren.

Tanzen ist gesund. Es fördert das Erinnerungsvermögen und das räumliche Denken. Es verbessert Ausdauer, Gleichgewicht, Beweglichkeit, Körperhaltung und senkt das Demenzrisiko.

Auf der letzten Silvesterparty war ich mit meiner Frau 5 Stunden auf der Tanzfläche. Klar, zwischendrin saßen wir auch am Tisch und haben was getrunken. Aber die Netto-Tanzzeit lag bestimmt bei 4 Stunden. Wir haben abgetanzt bis um 01:30 Uhr. Aber es geht hier nicht um mich, es geht um Sie: Versprechen Sie mir bitte, dass Sie sich morgen zu einem Tanzkurs anmelden. Denken Sie nicht darüber nach, tun Sie es einfach! Wenn Sie darüber nachdenken, fallen Ihnen 1000 Ausreden ein, warum es morgen nicht geht. Tun Sie es!

Zusammenfassung

Natürlich können wir nicht jeden Tag und jede Woche alle Empfehlungen zu 100 % umsetzen. Einmal sind wir im Urlaub. Ein anderes Mal sind wir vielleicht krank. Manchmal sind wir zum Essen wo eingeladen und können deshalb die Low-Carb-Ernährung nicht einhalten. Oder wir haben Enkeldienst und müssen deshalb unser Krafttraining ausfallen lassen. Das ist völlig in Ordnung. Auch bei mir gibt es diese Zeiten. Deshalb funktioniert das Konzept trotzdem. Wichtig ist nur, dass das die Ausnahmen bleiben, und wir uns in der übrigen Zeit an das Konzept halten.

Falls Sie jetzt denken, das ist eine Menge Zeug, was ich da bei dem Konzept umsetzen soll, dann denken Sie bitte auch darüber nach, was Sie im Gegenzug dafür bekommen. Ich rede hier von nicht weniger, als dass Sie Ihr biologisches Lebensalter um zehn Jahre zurücksetzen können. Hand aufs Herz, was würden Sie nicht alles dafür tun, um sich zehn Jahre jünger zu fühlen. Hier haben Sie die Möglichkeit, genau das zu tun.

Jeden Tag komplett schmerzfrei sein, dazu noch leistungsfähig, energiegeladen und beweglich, das ist pure Lebensqualität. Kein Traumurlaub auf den Seychellen und keine Luxusyacht in der Karibik kann Ihnen eine solche tägliche Freude bescheren. Glück und Lebensqualität haben mit

Geld weniger zu tun, als man gemeinhin annimmt. Um das zu erkennen, muss man aber vielleicht erst mal das tiefe Tal täglicher Schmerzen am eigenen Körper durchschreiten.

Sie wissen ja: Der Gesunde hat tausend Wünsche, der Kranke nur einen.

Kapitel	Anzeichen für Alterung	Gegenmaßnahmen zur Verjüngung
1	Langsamerer Gang	Bewusst schneller bewegen
2	Herunterhängende Mundwinkel	Tägliches Lächeltraining
3	Rückgang der Muskelmasse	Krafttraining
4	Verminderung der Knochendichte	Krafttraining, Progesteroncreme
5	Schlechte Körperhaltung	Kreuzheben, Halteübung unterer Rücken
6	Steifere Gelenke	Dehnungsübungen
7	Geringeres Lungenvolumen	Fahrrad-Ergometer
8	Zunahme des Körperfettanteils und Übergewicht	Low-Carb-Ernährung
9	Trockene Haut	Täglich 2,5 bis 3 Liter trinken
10	Schwächeres Immunsystem	Nahrungsergänzungsmittel
11	Nachlassende Sehkraft, Altersweitsichtigkeit	Augenübungen
12	Nächtliche Schlaflosigkeit	Melatoninkapseln
13	Prostataprobleme bei Männern	8 natürliche Wirkstoffe
14	Antriebslosigkeit	Ikigai, Ziele setzen
15	Allgemein weniger Lebensfreude	Tanzunterricht

Ist der Aufwand wirklich so groß?
Wenn Sie dreimal in der Woche Sport treiben jeweils 60 Minuten, dann benötigen Sie dafür gerade mal 3 Stunden wöchentlich. Dabei bringen Sie das Krafttraining, das Ausdauertraining und die Dehnungsübungen unter. Gehen Sie noch Tanzen, dann kommen nochmal anderthalb Stunden dazu. Falls Sie die Augenübungen auch noch machen, dann wird es allerdings deutlich mehr, vielleicht nochmal täglich 20 Minuten. Die anderen Verjüngungskonzepte benötigen keine zusätzliche Zeit. Das Herunterwürgen der dicken Omega-3-Kapseln lasse ich jetzt mal außen vor :-)
Aber vergleichen Sie das mal mit der Zeit, die Sie pro Woche vor dem Fernseher verbringen. Und dann vergleichen Sie mal den Nutzen, den Sie aus diesen beiden möglichen Freizeitaktivitäten ziehen.

Abgekürzte Zusammenfassung

Ich habe das Buch nicht geschrieben, damit Sie es mal kurz durchlesen und dann zur Seite legen.

Bevor Sie jetzt sagen, das ist mir alles zu viel, gebe ich Ihnen hier eine abgespeckte Version mit den wichtigsten und effektivsten Verjüngungsprojekten. Dennoch möchte ich Sie dazu ermutigen, es mir gleich zu tun, und das gesamte Konzept aus diesem Buch umzusetzen.

Und wer weiß, was passiert, wenn Sie die ersten Erfolgserlebnisse für sich verbuchen können. Gut möglich, dass Sie dann genau wie ich mehr davon haben wollen und weitere Verjüngungskonzepte in Angriff nehmen.

Hier die effektivsten Maßnahmen, die Sie auf jeden Fall umsetzen sollten:

Verjüngungskonzept 3: Krafttraining

Verjüngungskonzept 8: Low-Carb-Ernährung

Verjüngungskonzept 10: Nahrungsergänzungsmittel

Verjüngungskonzept 12: Melatonin

Verjüngungskonzept 13: Für Männer mit Prostataproblemen

Ihr Körper und Ihr Geist ist eine Einheit. Alles in Ihrem Körper ist miteinander verbunden und wenn Sie an einer Stellschraube drehen, dann wirkt das auf vielfältige Weise in andere Bereiche hinein. Und wenn Sie an vielen Verjüngungs-Stellschrauben gleichzeitig drehen, dann wird Ihr ganzer Körper wieder jünger.

Deshalb werden Sie bei dem Verjüngungskonzept dann den meisten Erfolg haben, wenn Sie alle Kapitel umsetzen. Wenn Sie beispielsweise ab jetzt nur Vitamin D3 einnehmen, dann hat das sicher auch schon einen gewissen Effekt. Der Alterungsprozess besteht aber aus mehr als nur einem fehlenden Vitamin. Auf vielen Ebenen verändern sich die Dinge in Ihrem Körper. Deshalb ist es nur logisch, auch auf vielen Ebenen etwas dagegen zu unternehmen.

Vielleicht kennen Sie das: Sie haben eine Erkältung mit Halsschmerzen – eine Halsentzündung – und plötzlich schmerzt auch ein Gelenk, wo Sie vor 30 Jahren mal eine Verletzung hatten. Jetzt schmieren Sie eine Schmerzcreme auf das Gelenk. Damit bekämpfen Sie ein einzelnes Symptom für 2 Stunden. Gesund werden Sie damit aber nicht. Um gesund zu werden brauchen Sie ein Gesamtkonzept, das Ihr Immunsystem stärkt, Ihre Entzündungsreaktionen im ganzen Körper verringert und vieles mehr. Deshalb sollten Sie alle Maßnahmen aus diesem Buch gleichzeitig umsetzen. Es macht wenig Sinn, ein einzelnes Wehwehchen isoliert zu betrachten und dagegen vorzugehen.

Schlusswort

Liebe Leser. Wir sind am Ende des Buches angekommen. Danke, dass Sie mir bis hierher gefolgt sind.

Wir wissen beide, dass wir nicht für ewig in dieser Welt sein können. Unser Zeitfenster wird jeden Tag kleiner. Irgendwann wird der Moment kommen, wo wir diese Welt verlassen müssen. Es ist ein Teil unseres Daseins. So wie die Geburt zum Leben gehört, so gehört auch der Tod dazu.

Vor Millionen Jahren gab es auf diesem Planeten nur Erde und Wasser. Und aus dieser Erde, ja aus dieser Mutter Erde sind wir hervorgegangen. Und wenn jemand eines Tages 100 Jahre nach unserem Tod das Grab öffnet, dann sind wir wieder zu Erde geworden.

Der Kreis des Lebens hat sich geschlossen.

Aber kann unser physischer Körper allein das Leben sein? Wenn die Erde wieder zu Erde, die Asche wieder zu Asche und der Staub wieder zu Staub geworden sind, ja, dann ist unser Körper wieder eins mit der Mutter Erde. Aber sind wir nicht mehr als die Summe unserer Atome? Oder ist unser Bewusstsein das Leben und wir träumen diesen Körper nur? Und unser Bewusstsein träumt nach dem Tod weiter und wird wieder eins mit seinem Vater, dem Schöpfer? So wie unser Körper sich mit der Mutter Erde vereint.

Was anderes als ein Wunder ist dieses Leben? Lassen Sie uns in Ehrfurcht und Demut vor diesem Geschenk niederknien. Ob es die Evolution oder Gott erschaffen hat, wir wissen es nicht. Vielleicht ist Gott die Evolution, vielleicht sind es nur zwei Seiten der gleichen Medaille. Dankbar dafür zu sein, dass es uns gibt, das sollte unsere Hommage an den Schöpfer sein.

Wenn wir dazu beitragen, dass die Welt durch unser Leben zu einem besseren Ort wird, dann hat sich unser Leben gelohnt. Auch der kleinste Beitrag zählt.

Es geht nicht darum 200 Jahre alt zu werden, aber 100 vielleicht schon. Aber das ist nicht das grundlegende Ziel dieses Buches. Es geht hier darum, die uns noch verbleibende Lebenszeit in einer möglichst hohen Lebensqualität zu verbringen. So dass wir uns auf jeden neuen Tag freuen können. So dass wir uns bis ans Ende unserer Tage über den blühenden Flieder im Frühling erfreuen können. Wenn die Amsel ihr Lied singt und der erste Schmetterling im Garten vorbei kommt. Der sich ausbreitende Duft der Hyazinthen und Pfingstrosen. Das Summen der Bienen und das Erwachen der Marienkäfer. Lassen Sie uns das immer wieder aufs Neue genießen. Erst wenn wir das nicht mehr fühlen können, ist vielleicht die Zeit gekommen, dass wir abtreten müssen. Aber so weit ist es noch nicht.

Noch lange nicht! Das Leben wurde uns gegeben, damit wir es ausgefüllt leben. Dieses Buch soll dazu beitragen, dass Sie möglichst lange, vielleicht bis zum letzten Tag, Ihr Leben erfüllt auskosten können.

Bücherliste zum Thema (Auswahl), mit Kurzkommentar

Darm mit Charme – Giulia Enders
Phantastisches Buch über den gesamten Verdauungstrakt, lustig und verständlich geschrieben für medizinische Laien

Gesund durch die Kraft der Natur Vitamin D – Dr. Raimund von Helden
Deutscher Arzt, der mit Vitamin D3 behandelt und dazu forscht. Ein Plädoyer für Vitamin D3

Superkraftstoff Fett – James DiNicolantonio and Joseph Mercola
Umfangreiche Darstellung der Omega-3 und Omega-6-Fettsäuren, Kokosfett, Olivenöl

Arthrose ist heilbar – Bernhard Dickreiter
Von einem ehemaligen Leiter einer deutschen Rehaklinik geschrieben

Chronisch gesund statt chronisch krank – Bernhard Dickreiter
Hr. Dickreiter verfolgt einen multimodalen Therapieansatz

Heilen mit natürlichen Hormonen – Günter Harnisch
Gute Übersicht über Hormone und Nahrungsergänzungsmittel

Melatonin Miracle – William Regelson und Walter Pierpaoli
Das beste Buch über Melatonin, die Forschung zu Melatonin war ihr Lebenswerk

Arthrose, der Weg zur Selbstheilung – Eckhart K. Fisseler
Es wird eine vegane eiweißarme Diät beschrieben. Ich habe die Diät sechs Monate durchgezogen, die Gelenkschmerzen wurden besser aber insgesamt ging es mir dabei immer schlechter

Dr. John Lees Hormon Balance made simple – Dr. John Lee
Arzt aus Kalifornien, er beschreibt ausführlich die bioidentische Hormontherapie

Differenziertes Krafttraining – Axel Gottlob
Bestes Buch über Krafttraining, umfangreiche und detaillierte Beschreibung vieler Übungen, aber teuer (67 €)

Natural Remedies for Low Testosterone – Steven Harrod Buhner
Tolles Buch zur natürlichen Hormonbehandlung für Männer

Hormone Power – Marjolein Dubbers
Beschreibung, welche Nahrungsmittel auf welche Hormone Einfluss nehmen

Cant Hurt me – David Goggins
David Goggins ist ein Extremsportler der US Eliteeinheit Navy SEALS, sehr motivierend, um selbst aktiv zu werden.

Natürliche Hormontherapie – Annelie Scheuernstuhl, Anne Hild
Deutsche Ärztin und deutsche Heilpraktikerin, die mit Vitamin D und bioidentischen Hormonen therapierten

Die Hormonrevolution – Dr. Michael E. Platt
Kalifornischer Arzt, der 35 Jahre lang mit bioidentischen Hormonen therapierte

Einfach Ayurveda – Sahara Rose Ketabi
Umfangreiche Beschreibung der Ayurveda Medizin und des ayurvedischen Ölziehens

Gelenkschmerzen – Bruce Fife
Er bringt Arthrose mit der Zahngesundheit in Verbindung und empfiehlt das ayurvedische Ölziehen, um Arthrose zu heilen

Better eyesight without glasses – William Horatio Bates

Augenarzt aus New York heilt alle Augenleiden seiner Patienten alleine durch Augenübungen. Er heilte tausende Patienten mit seiner Methode.

Eselsweisheit – Mirsakarim Norbekov
Russischer Psychologe heilt die Fehlsichtigkeit seiner Patienten durch Augenübungen, dazu gründete er eine in vielen Ländern tätige Organisation

Maximize your Vitality and Potenty – Jonathan V. Wright, M.D. Lane Lenard, Ph.D.
Ausführliche Darstellung der männlichen Steroidhormone

Testosteron for life – Abraham Morgentaler M.D.
Harvard Professor, er beschreibt ausführlich die Symptome von Testosteronmangel und deren Behandlung mit Testosteroncreme

Ikigai – Francesc Miralles, Hector Garcia
Buch über die Langlebigkeit der Bewohner der japanischen Insel Okinawa

Die Schlankformel – Jason Fung
Tolles Buch zu Low-Carb, Jason Fung versucht durch Statistiken zu beweisen, dass Low-Carb gesünder ist

Werde ein geschmeidiger Leopard – Kelly Starrett, Glen Cordoza

Genaue Beschreibung, wie einzelne Übungen ausgeführt werden müssen

How not to die – Dr. Michael Greger, Gene Stone
Es wird eine vegane Ernährungsweise empfohlen mit genauer Beschreibung der zulässigen Lebensmittel. Ich habe es einige Monate durchgezogen, mit Low-Carb geht es mir aber besser

Keto fasten – Dr. Joseph Mercola
Ausführliche Darstellung der ketogenen Ernährung und des Wasserfastens

Mitochondrien – Stefan Limmer, Dr. rer. nat. Birgitt Täuber-Rusch
Darstellung über die Energiebereitstellung der Mitochondrien

Fermentieren – Christine Jung
Anleitungen zum fermentieren von unterschiedlichen Lebensmitteln

So heilst Du Dich von Krebs, AIDS, Rheuma, chronischen Leiden und
Suchtkrankheiten und bleibst für immer gesund durch Urmedizin – Chrysostomos
Einer der Vorreiter für naturbelassene Ernährung, aber sehr radikal, kaum durchzuhalten. Dieses Buch spornte mich vor 30 Jahren zum ersten Fasten an.

Schöpfer der Wirklichkeit – Joe Dispenza
Nach einem Unfall hatte Joe Dispenza eine unheilbare Wirbelsäulenverletzung. Er heilte sich selbst durch Meditation und Visualisierung

Du bist das Placebo – Joe Dispenza
Wie wir durch richtiges Denken gesund werden

Wir sind Gedächtnis – Martin Korte
Gutes Buch darüber, wie das Gehirn arbeitet. Viele praktische Tipps, auch Tipps zur Vorbeugung von Alzheimer.

My Philosophy for a sucessful living – Jim Rohn
Allgemeine Grundsätze für ein gutes Leben von einem bekannten amerikanischen Vortragsredner

Das grosseBuch vom Schlaf – Matthew Walker
Wie Schlaf funktioniert. Tipps für besseren Schlaf. Warum guter Schlaf wichtig ist.

Patanjali Die Wurzeln des Yoga – O.W.Barth
Bestes Buch über die Yoga Sutras von Patanjali mit Kommentaren.

Learned Optimism – Martin Seligman
Umfangreiche Forschungsergebnisse zu positivem Denken und der Verwendung positiver Wörter

Autobiographie of a Yogi – Paramahansa Yogananda
Lieblingsbuch von Steve Jobs, er hat es jedes Jahr einmal gelesen. Sehr motivierend. Paramahansa Yogananda gründete in Kalifornien die Self-Realization Fellowship, eine weltweit tätige spirituelle Organisation.

Hochdosiert Vitamin D3 – Jeff T. Bowles
Es werden sehr hohe Dosen Vitamin D3 eingesetzt um Krankheiten zu heilen und um zu beweisen, dass das Vitamin ungefährlich ist

Der 4 Stunden Körper – Timothy Ferriss
Es wird ein Trainingskonzept vorgestellt, mit dem man in vier Stunden wöchentlich einen athletischen Körper aufbauen kann

Sadhana – Swami Sivananda
Überaus umfangreiches Yogabuch, für Yogaanfänger schwer zu lesen wegen der vielen indischen Sanskrit Wörter. Für Fortgeschrittene empfehlenswert.

Impressum:
Joachim Schäfer
Walter-Dexel-Str. 3
07751 Jena
Email: js1111@web.de

Printed in Poland
by Amazon Fulfillment
Poland Sp. z o.o., Wrocław

26304543R00077